养老照护系列丛书

本书是"养老服务机构安全风险管理与控制研究"
（项目编号：QN1903）的阶段性研究成果

刘书函　王莉萍 / 主编　■

叶杨漾　周婧虹　李万娟 / 副主编　■

老年安全照护

LAONIAN ANQUAN ZHAOHU

上海教育出版社

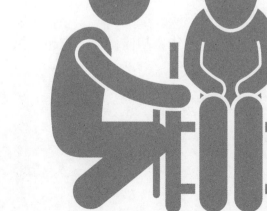

养老照护系列丛书
编委会

主　任：王伯军

副主任：王松华　王　欢

编委会成员：

应一也　张　令　叶柯挺　姚佳含　朱　斌

本书编委会

主　编：刘书函　王莉萍

副主编：叶杨漾　周婧虹　李万娟

编委会成员：

芦　琦　陈翠华　胡佳赟　邱志超　洪　瑾

前　言

　　我国已经进入人口老龄化快速发展阶段。至 2021 年底，全国 60 岁及以上老年人口达 2.67 亿，占总人口的 18.9%。预计 2035 年，60 岁及以上老年人口将突破 4 亿，在总人口中的占比将超过 30%。国务院印发的《"十四五"国家老龄事业发展和养老服务体系规划》提出，基本建立积极应对人口老龄化国家战略的制度框架，老龄事业和产业有效协同、高质量发展，加快健全居家社区机构相协调、医养康养相结合的养老服务体系和健康支撑体系，初步形成全社会积极应对人口老龄化格局。面对社会日益增长的养老服务需求，照护质量是养老服务中的核心要素，其中保障老年人安全照护又是重中之重。老年人安全照护不仅关系到老年人的自身健康与家庭稳定，也是养老机构的照护服务质量管理的核心目标，关系到社会经济支出与和谐发展。

　　本书力求多方面呈现老年人安全照护的理念与具体实施策略，为家庭、社区及机构老年照护提供参考。从老年安全照护管理特点入手，分析了老年人常见安全隐患，分为照护篇和应急预案篇。照护篇关注家庭、社区及机构在照护老年人过程中面临的常见风险，包括老年人跌倒、吞咽障碍、排尿功能障碍、用药失误等，分析了相关风险的成因、高危人群、后果、防范评估工具及处理措施等。应急预案篇侧重于养老机构面对老年人突发状况的管理，详细介绍了老年人照护风险、突发疾病、后勤故障与事故等方面的应急预案流程和防范措施。

本书在编写过程中参考了同行业专家的理论知识和研究成果，在此表示感谢。受编写时间、研究水平、编写水平等影响，书中难免有不足之处，敬请广大读者指正，以便不断完善。

刘书函　王莉萍
上海开放大学
智慧健康养老服务与管理专业

目　录

照护篇

第一章　老年安全照护概述

第一节　老年安全照护管理的目标与内容

安全是老年人最基本的需求之一，也是照护服务质量管理的核心目标，关系到老年人的切身利益。做好老年人安全管理，必须时刻以服务安全为目标，从多方面加强安全管理，维护老年人利益。

一、老年安全照护管理的概念

安全照护指在实施照护服务过程中，老年人不发生法律和法定规章制度允许范围以外的心理机体结构或功能上的损害、障碍、缺陷甚至死亡。

安全照护管理是指运用技术、教育、管理三大对策，从根本上采取有效的预防措施，确保安全，防范意外事故发生，把差错事故的发生概率减小到最低限度，把隐患消灭在萌芽状态，创造一个安全、高效的照护环境。

老年安全照护管理即针对老年人的照护安全管理。抓好照护安全管理，发现照护过程中的安全隐患，采取相应的对策，能够提高养老服务质量，防范事故的发生，更好地保障照护人员和老年人的合法权益。

二、老年安全照护管理的目标

制定老年安全照护管理目标的目的是确保老年人的安全得到切实的改进。2022 年《养老机构服务安全基本规范》经国家市场监管总局、国家标准委批准实施，主要内容涉及养老机构服务安全的基本要求、安全风险评估、服务防护和管理要求。其中，基本要求部分明确了养老机构应当符合消防、卫生与健康、环境保护、食品药品、建筑、设施设备标准中的强制性规定及要求。同时，对养老护理员培训、建立昼夜巡查和交接班制度等基础性工作提出了要求。安全风险评估部分明确了老年人入住养老机构前应当进行服务安全风险评估及评估的相关要求，这是精准做好养老机构安全防范的第一关。服务防护部分明确了养老机构内预防和处置噎食、食品药品误食、压疮、烫伤、坠床、跌倒、他伤和自伤、走失、文娱活动意外等九种服务风险的相关要求，可以称之为养老机构服务安全管理的"九防"，是目前养老机构中老年人容易受到人身伤害、迫切需要统一规范的九种情形。标准中提出的预防和处置措施都是经过基层长期实践、广泛验证的有效措施，养老机构只要高度重视、规范化操作就能大幅度降低管理中的风险。管理要求部分明确了养老机构要做好应急预案、评价与改进、安全教育等工作，以便于不断提高服务安全管理的规范化水平和持续性改进能力。

三、老年安全照护管理的内容

目前，发达国家如美国、英国、澳大利亚等均有专职的医疗护理安全管理机构和较完善的安全管理机制，其安全管理理念及方法具有科学性、系统性和人性化的特点，安全管理的内容较全面客观，包含体制背景因素、组织管理因素、工作环境因素、团队因素、个人因素、任务因素和患者因素等。

我国的医疗安全管理发展起步较晚，护理安全管理更是近几年来才逐渐得到关注，缺乏系统、科学、完善的管理体制和方法。原有的"案例式"管理，即在发生护理不良事件之后，着力分析是否存在个人失误的方法，已不能从根源上解决不良事件的发生问题。因此，了解影响护理安全的各级因素，并确定其影响力的大小，构建完善的护理安全管理体系，是护理安全管理的方向和内容，是提高老年安全护理质量、保障老年人权益的重要措施。

老年安全照护管理的内容主要借鉴护理安全管理体系，参考医院管理模式。医院护理安全管理是由五个要素组成的，即组织管理因素、背景环境因素、护理人员因素、患者因素和陪伴因素。组织管理因素是医院安全管理的主导，反映了护理管理者对安全管理的重视程度和其自身所承担责任的具体落实情况。背景环境因素体现了护理人员对患者实施安全、及时、高效护理行为所需要达到的临床支持条件。护理人员因素是安全护理行为产生的前提和基础。患者因素体现了护理服务对象的生理、心理等诸多因素对安全管理的重要影响。陪伴因素体现了家属或陪护等作为在医院与患者密切接触的一大群体对患者安全所产生的不可忽略的影响。这五个方面构成了医院护理安全管理的核心。综上，可以从以下几个方面采取措施：

（一）营造合适的软硬件环境

环境的装潢设计、色彩、硬件设备的质量等都与老年人的身心健康密切相关。房间设计应遵循空间宽敞、摆设合理、易辨识、色彩明朗、家具简单、行动安全、有明确标识与定向感、避免过量刺激（视觉、听觉、触觉）等原则，从老年人的立场和角度设计安全的照护环境与设备，如采取防跌倒措施、浴室装置防滑垫与把手等，以达到稳定情绪、减少混乱行为的效果。

（二）工作流程人性化

安全管理最重要的是建立安全的健康照护系统，设计护理安全的常规标准与流程，优化工作流程与步骤，设计人性化，避免依赖记忆的方法。

（三）提高护理人员的照护能力

定期举办新入职护理人员的岗前培训与在职护理人员的培训，提高护理人员的业务能力。

（四）合理配备人力资源

人力配备不足，会导致护理人员无法充分休息，也无法集中精神进行复杂的思考判断与决策。应及时补充人力资源，避免出现护理人员与老年人比例不合理现象。

（五）重视风险防范管理

制定不良事件处理流程，建立院内报告系统，鼓励对不良事件上报并进行分析，建立危机管理机制，以帮助护理人员发现潜在的危害事件并预防危害事件的发生。

（六）加强对入住机构老年人的健康教育

护理人员应以足够的耐心对老年人进行疾病知识及安全知识的健康教育，提高老年人的依从性，使其积极配合照护服务过程中的健康管理。

（七）重视家属及来访人员的管理

重视对入住机构老年人家属及来访人员的安全指导，可通过发放安全宣传资料、开展健康讲座等灵活多样的形式，提高家属及来访人员对安全照护管理的认识。

第二节　老年疾病与老年人安全隐患的特点

由于老年人的生理变化特征及有多种慢性病伴随等特点，照护服务的安全隐患尤其需要引起重视。对老年照护服务安全而言，风险管理是指医院采取必要的措施来预防和减少服务对象的意外或伤害事件，以达到降低机构方所造成的财务损失或威胁的目的。加强老年人的安全管理与风险防范，需要了解老年疾病的特点以及老年人安全隐患的特点。

一、老年疾病的特点

（一）多数伴有慢性疾病

多数伴有慢性疾病是老年疾病的流行病学特点。老年流行病学调查研究发现，老年人慢性病患病率为76%—89%，明显高于中青年（23.7%）。在患慢性病的老年人中，46%有运动功能障碍，17%生活不能自理。发病趋势和流行病学资料表明，我国老年人常见的慢性疾病有：高血压、冠心病、脑血管病、恶性肿瘤、糖尿病、慢性阻塞性肺病（COPD）、白内障和前列腺增生等，每种疾病在不同地区和不同人群中患病率有所不同。

（二）多因素致病

多因素致病是老年疾病的病因学特点。由于老年人机体老化、免疫功能下降、器官和组织功能衰退，任何一种因素包括心理和社会因素都可能引起老年人发病，多数情况下并不能明确病因，有时甚至难以分清是自然衰老还是独立的疾病。

（三）症状和体征不典型

多数老年人发病的症状和体征不典型，这是老年疾病临床表现的特点。原因主要包括老年人对疼痛的敏感性和反应性降低，老年人罹患多种疾病，老年人发病多出现精神神经症状，老年人起病隐匿、发展缓慢，等等。

（四）多种疾病并存

由于老年人机体功能衰退、脏器功能降低、免疫功能低下、代谢平衡被破坏、认知功能下降和肢体活动障碍等病理生理特点，一体多病十分常见，有的甚至一个脏器同时存在几种病变。

（五）多脏器衰竭和多系统功能障碍

老年人抵抗力低下，极易发生感染或多病共存，常常伴有多脏器衰竭和多系统功能障碍。患有多脏器衰竭和多系统功能障碍的老年人的治疗费用昂贵，治疗效果不明显，且病死率较高。

二、老年人安全隐患的特点

（一）老年人的安全隐患不易发现

老年人由于衰老以及常常伴有一些疾病，身体各项机能减退，对刺激的敏感性和反应能力下降，遇到热、冷、疼痛等感觉不敏感，不能及时发现安全隐患。此外，老年人常有不愿麻烦他人的心理，认为一些小问题能够自行解决，在发生安全问题初始阶段不愿告知家人或医护人员，导致安全问题进一步发展，从而造成更加严重的不良后果。这就要求照护人员有敏锐的观察能力及丰富的经验，能够及时发现老年人存在的安全隐患并及时处理。

（二）老年人的安全隐患问题复杂，涉及面广

一方面，老年人由于机体各项功能退化，且本身常伴有多种疾病，治疗复杂，存在的安全隐患涉及面广；另一方面，老年人不仅存在身体的疾病，还有可

能伴有不易察觉的精神、心理疾病，往往引发走失、自杀等更加严重的安全问题。因此，全面评估老年人存在的安全问题显得尤为重要。

（三）多种安全隐患问题并存

老年人的安全隐患导致的问题常常会引发一系列严重后果，甚至死亡。如压力性损伤、跌倒、烫伤等一般需要住院甚至手术治疗，而且治疗期间往往需要长时间卧床，增加并发其他疾病的风险。这不仅加重了患者的痛苦，同时还增加了家庭及社会的经济负担。因此，老年人安全隐患管理重在预防，可采取有效的防患措施，减小安全事件发生的频率，减少由此导致的不良后果。

（四）老年人的安全隐患管理需要社会各界共同参与

老年人的安全照护管理不仅需要照护人员，同时也需要老年人的家庭、主要照顾者、社会支持系统积极参与，广泛合作。此外，还可通过与工程人员合作，研制经济、适用、安全的生活护理用具，减少老年人的安全隐患，减轻个人及国家的经济负担。

第三节　老年安全照护的目标与原则

老年人随着年龄的增加，身心功能会逐渐走向衰弱。做好老年人的安全照护，对提高他们的生活质量，保持身体器官的最佳功能，具有十分重要的意义。

一、老年安全照护的目标

老年人需要应对多种老年期变化和慢性疾病，老年安全照护的具体目标包括以下内容：

（一）增强自护能力

根据奥瑞姆自护理论，如果老年人长期以被动依赖的形式生活，自我照顾意识淡化，久而久之，会丧失生活自理能力。因此，要善于运用老年人自身资源，以健康教育为干预手段，采取不同的措施，尽量维持老年人的自我照顾能力，巩固和强化其自我护理能力，避免过分依赖他人护理，从而增强老年人生活的信心，维护老年人的自尊。应把"增强自我照顾能力，提高老年人的生活质量"作为最终和最高的目标。

（二）延缓功能衰退及病情恶化

广泛开展健康教育，提高老年人的自我保护意识，改进不良的生活方式和行为。通过早发现、早诊断、早治疗、积极康复等方式，对疾病进行干预，防止病情恶化，预防并发症的发生。

（三）提高生活质量

照护的目标不仅仅是疾病的转归和寿命的延长，而应促进老年人在生理、心理、社会适应方面的状态的改善，提高生活质量，感知生命的意义和价值。老年人要在健康的基础上长寿，做到年高不老、寿高不衰，更好地服务社会，而不是单纯满足长寿的愿望，让老年人抱病余生。

（四）安享晚年

对待临终老人，照护人员应从生理、心理、社会等方面全方位进行思考，对其进行综合评估分析，识别、预测并满足其需求。应使临终老人在其生命终末阶段有陪伴、有照料，加强风险评估与管理，降低不良事件发生率，尽可能让老年人无痛、舒适地度过生命的最后时光，走得平静而有尊严。同时，给临终老人亲属以安慰，让他们感受到医务人员对老年人及亲属的关爱和帮助。

二、老年安全照护的原则

老年照护工作有着特殊的规律和专业要求，为了实现照护目标，还应在照护工作中遵循以下原则：

（一）满足需求

人的需求满足程度与健康程度成正比。因此，首先应以满足老年人的多种需求为基础。护理人员应增强对老化过程的认识，将正常及病态老化过程、老年人独特的心理社会特性与一般的护理知识相结合，及时发现老年人现存的和潜在的健康问题和各种需求，使照护活动能提供满足老年人各种需求和照顾的内容，真正有利于其健康发展。

（二）关注整体

老年人在生理、心理、社会适应等方面与其他人群有不同之处，尤其是患病后往往有多种疾病共存，疾病之间彼此交错和影响。因此，护理人员应提供多层次、全方位的护理。一方面，注重身心健康的统一，解决整体健康问题；另一方面，加强照护各个环节的整体配合，整合多方面的社会资源，共同保证老年人的生活质量。

（三）因人施护

衰老是全身性的、多方面的、复杂的退化过程，老化程度因人而异。影响衰老和健康的因素也错综复杂，特别是出现病理性改变后，老年个体的状况差别很大，性别、病情、家庭、经济等方面情况也各不相同。因此，要将一般性照护原则和个体化照护原则相结合，做到针对性和实效性护理。

（四）面向社会

老年照护的对象不仅是患有疾病或生活有障碍的老年人，还应包括健康的老年人及其家庭成员。因此，老年照护必须兼顾养老机构、家庭和人群。照护工作场所不仅仅是养老机构，也应包括社区和全社会。从某种意义上讲，家庭和社会照护更加重要，后者不但能使本人受益，还可大大减轻家庭和社会的负担。

（五）连续照护

随着因衰老出现的老年疾病病程长，合并症、并发症和后遗症增多，多数老年人的生活自理能力下降，有的甚至出现严重的生理功能障碍，对照护工作有较大的依赖性。老年人需要连续照护，如医院外的预防性照顾、精神护理、家庭护理等。因此，开展长期照护是必要的。对各年龄段健康老人、患病老人均应做好细致、耐心、持之以恒的照护工作，减轻老年人因疾病和残疾所遭受的痛苦，缩短临终依赖期，在他们生命的最后阶段提供系统的照护和社会支持。

第四节　老年人的健康评估

老年人的各种生理功能衰退，慢性病患病率增加，与健康相关的需求不断扩大，对老年人进行健康评估是老年安全照护管理的重要组成部分。世界卫生组织对健康的定义是：健康不仅是没有疾病和衰弱，还是身体的、精神的和社会适应的完满状态。老年人的健康评估，包括对身体、心理健康状况及社会角色功能等方面的评估。

一、老年人健康评估的原则

（一）了解老年人身心变化的特点

随着年龄的增长，机体必然发生细胞、器官和全身各系统的各种退行性变化，是正常的生理性改变，而由于各种病因导致老年性疾病引起的改变是异常的病理性改变，两者有时难以区分。护士需要认真实施健康评估，确定与年龄相关的正常改变，区分正常老化和现存或潜在的健康问题，采取适宜的措施予以干预。

老年人在认知方面，学习新事物新知识的能力、记忆力及思维敏捷性下降；在情绪情感方面，常伴有焦虑、抑郁、自卑、孤独等心理问题；在人格方面，易出现人格整合不良、被动依赖等特征。

（二）正确解读辅助检查结果

照护人员应正确解读老年人的辅助检查结果。老年人辅助检查的异常可能有以下几种情况：（1）由疾病引起的异常改变；（2）服用某些药物导致的异常结果；（3）正常的老年期变化。

（三）注意疾病的非典型表现

老年人感受性降低，加之常并发多种疾病，因而发病后会出现没有典型症状和体征的情况，给老年人的疾病诊断带来一定难度，容易出现漏诊、误诊。因此，对老年人进行健康评估时要重视客观检查，尤其是体温、脉搏、呼吸、血压和意识状态的检查。

二、老年人健康评估的方法

（一）交谈法

交谈法是最常用的老年人健康评估方法，即通过与老年人、亲友、照顾者及相关医务人员进行谈话沟通，了解老年人的健康状况。交谈应运用有效的沟通技巧，与老年人及相关人员建立良好的信任关系，有效获取老年人的相关健康资料和信息。

（二）观察法

观察法指运用感官获取老年人的健康资料和信息。可通过视、听、嗅、触等多种感官，观察老年人的各种身体症状、体征、精神状态、心理反应及其所处的环境，以便发现潜在的健康问题。在观察的过程中，也可采用辅助仪器以增强观察效果。

（三）体格检查法

体格检查法指运用视诊、触诊、叩诊、听诊等方法，对老年人进行有目的的全面检查。

（四）阅读法

阅读法指通过查阅病历、各种医疗与护理记录、辅助检查结果等资料，获取老年人的健康信息。

（五）测试法

测试法指用标准化的量表或问卷，测量老年人的身心状况。量表或问卷的选择必须根据老年人的具体情况来确定，并且需要考虑测量工具的信度和效度。

三、老年人健康评估的注意事项

（一）评估环境适宜

评估时，要注意调节室内温度，以 22—24 ℃为宜；环境尽可能安静，无干扰；避免对老年人的直接光线照射；注意保护老年人的隐私。

（二）评估时间充分

老年人一般反应较慢，行动迟缓，思维能力下降，且常患有多种慢性疾病，很容易感到疲劳。评估员应安排充分的时间，并有足够的耐心对老年人进行健康评估。

（三）沟通技巧适当

沟通交流过程中，应充分考虑老年人反应迟钝、语言表达不清的特点，尊重老年人，运用有效的沟通技巧，礼貌、亲切地称呼老年人；用关心、体贴的语气提出问题；语速减慢，语音清晰，选用通俗易懂的语言，注意停顿和重复；运用倾听、触摸等技巧。沟通中，要注意观察非语言性信息，增进与老年人的情感交流，以便收集到完整而准确的资料。在向有认知功能障碍的老年人收集资料时，提问要简洁得体，必要时可由其家属或照顾者协助提供资料。

（四）确保资料的客观性

评估工作应在细致全面收集资料的基础上，进行客观准确的判断分析，避免个人主观判断引起的偏差。尤其是在进行功能状态评估时，评估员应通过直接观察进行合理判断，避免受老年人自我判断的影响。

四、老年人躯体健康评估

老年人躯体健康评估包括健康史的采集、体格检查、功能状态评估及其他辅助检查。

（一）健康史

1. **基本情况** 老年人的姓名、性别、出生日期、民族、婚姻状况、职业、籍贯、文化程度、宗教信仰、经济状况、医疗费用的支付方式、家庭住址与联系方式等。

2. **健康状况** 既往疾病、手术史、外伤史、过敏史、药物使用情况、参与日常生活活动和社会活动的能力；目前有无急慢性疾病，疾病发生的时间、主要的症状和体征、治疗情况及恢复程度，目前疾病的严重程度，疾病对日常生活活动能力和社会活动的影响。

3. **生活习惯** 是否有影响健康生活的不良嗜好，如抽烟、喝酒、吸毒等。

4. **家族史** 家族成员中患传染病、遗传病的情况。

（二）体格检查

1. **一般情况** 检查身高、体重、体温、脉搏、呼吸、血压、意识状态、营养状况、体位、步态、动作协调性等。

2. **皮肤** 评估皮肤的颜色、温度、湿度，皮肤的完整性与特殊感觉，有无癌前或癌病变。对卧床不起的老年人，应重点检查易发生破损的部位，观察有无压力性损伤发生。老年人的皮肤组织萎缩，皮下脂肪减少，缺乏弹性，常见的皮肤问题有老年色斑、老年疣、老年性白斑等。

3. **头面部** 评估头发的色泽、稀疏情况；眼睛及视力情况，有无眼干、老视、青光眼；辨别色彩、暗适应的能力是否减退等；有无听力减退或丧失及耳鸣；有无嗅觉迟钝；有无义齿；有无味觉减低。

4. **胸部** 检查女性有无乳房肿块，男性有无乳房异常发育；有无桶状胸，叩诊肺部有无过清音；听诊心率、心音及有无心脏杂音。老年人检查重点是确定有无心脏杂音、心肌肥厚及心脏扩大等。

5. **腹部** 检查腹部外形有无压痛、肿块和肠鸣音等。

6. **泌尿和生殖系统** 对女性应询问停经时间，检查子宫及附件、卵巢及阴道分泌物情况；男性应检查前列腺。

7. **脊柱与四肢** 检查脊柱有无畸形，四肢肌肉、骨骼有无挛缩变形，活动是否受限等。

8. **神经系统** 评估灵活性、动作协调能力及对外界的反应能力，有无记忆力和智力减退、注意力不集中、睡眠不佳、性格改变、动作迟缓等。

（三）功能状态评估

功能状态主要是指老年人处理日常生活的能力，其完好与否影响着老年人的生活质量。定期对老年人的功能状态进行客观评估，有利于及时判断老年人的功能缺失及其程度，并以此为依据制定照护和康复方案，对维持和促进老年人的独立生活能力、提高老年生活质量具有重要意义。老年人功能状态评估包括日常生活活动能力、功能性日常生活活动能力、高级日常生活活动能力三个层次。

1. 日常生活活动能力（Activities of Daily Living，ADL）

日常生活活动能力是指满足个体每日生活活动必需的能力，包括更衣、进食、行走、如厕、控制大小便等，是老年人最基本的自理能力。这一层次的功能受限将影响老年人基本生活需要的满足。日常生活活动能力不仅是评估老年人功能状态的指标，也是评估老年人是否需要补偿服务的指标。

2. 功能性日常生活活动能力（Instrumental Activities of Daily Living，IADL）

功能性日常生活活动能力是指老年人进行自我照顾、自我护理活动的能力，包括购物、做家务、使用电话、付账单、做饭、洗衣、旅游等。这一层次的功能表示老年人是否能独立生活并具备良好的日常生活活动能力。

3. 高级日常生活活动能力（Advanced Activities of Daily Living，AADL）

高级日常生活活动能力是指老年人的智能能动性和社会角色功能，包括社会活动、娱乐、职业活动等。随着老化和疾病的困扰，这一功能可能逐渐丧失。高级日常生活活动能力的缺失，要比日常生活活动能力和功能性日常生活活动能力的缺失出现得早，一旦出现，则预示着更严重的功能下降。因此，一旦发现就需要进行进一步的功能状态评估。

目前有多种标准化的量表用来评估老年人的功能状态，使用较为广泛的工具包括日常生活功能指数评价量表、功能性日常生活活动能力量表、日常生活自理能力量表等。

五、老年人心理健康评估

进入老年期，常常会出现一些特殊的心理特征。做好老年人心理健康评估，对维护和促进老年人的健康是必不可少的。老年人的心理健康状况包括情绪和情感、认知、压力与应对等方面。

（一）情绪和情感评估

情绪和情感作为一种独特的心理体验，直接反映人们的需求是否得到满足，是身心健康的主要标志。老年人的情绪纷繁复杂，其中焦虑和抑郁是最常见也是最需要进行干预的情绪状态。

焦虑是个体感受到威胁时的一种紧张的、不愉快的情绪状态，其主要表现为紧张、不安、急躁、失眠等。通常采用访谈与观察、心理测试、焦虑可视化标尺等进行评估，常用的评估量表有汉密尔顿焦虑量表、焦虑自评量表等。

抑郁是个体负性情感增强的情绪状态，其显著特征是情绪低落，甚至出现失眠、悲哀、自责、性欲减退等表现，严重者可能出现自杀行为。通常采用访谈与观察、心理测试、抑郁可视化标尺等进行评估，常用的评估量表有汉密尔顿抑郁量表、抑郁自评量表、老年抑郁量表等。

（二）认知评估

认知是人们认识、理解、判断、推理事物的过程，通过行为、语言表现出来，反映了个体的思维能力。认知功能对老年人是否能够独立生活以及生活质量的影响起着重要的作用。老年人认知评估包括思维能力、语言能力以及定向力三个方面。常用的认知评估工具有简易智力状态检查（Mini-Mental State Examination，MMSE）和简易操作智力状态问卷（Short Portable Mental Status Questionnaire，SPMSQ）。

（三）压力与应对评估

老年人需要面对退休、丧偶、社会角色变更、亲朋好友离世、疾病折磨、经济状况改变等，若应对不当，会对老年人的身心造成影响。因此，应客观评估老年人的应对能力、应对方式，帮助老年人采取积极的应对方式，有效地减轻压力反应，促进身心健康。对老年人进行评估时可结合交谈、观察、心理测验等综合评估方法进行。常用的评估量表有生活事件问卷、社会再适应量表、调试方式问卷等。

六、老年人社会状况评估

社会状况评估应对老年人的社会健康状况及社会功能进行评估，具体涉及角色功能、环境、家庭、文化等方面。

（一）角色功能评估

1. 角色及角色功能的内涵

角色又称社会角色，是社会对个体或群体在特定场合下职能的划分，代表了个体或群体在社会中的地位以及社会期望个体或群体表现出的符合其地位的行为。角色功能是从事正常角色活动的能力。老年人常常面临着社会角色功能的下降。

2. 角色功能的评估

老年人角色功能的评估可以通过交谈、观察两种方法收集资料。评估的内容包括：（1）角色的承担，如过去从事什么职业、担任何种职务，现在有无工作，离退休的时间，目前在家庭及社会所承担的角色；（2）角色的认知，让老年人自己描述对角色的感知、别人对其所承担角色的期望及其对自己生活方式和人际关系的影响，以及是否认同别人对自己的角色的期望；（3）角色满意度，请老年人自己描述对所承担的角色是否满意，并观察有无角色适应不良和身心行为反应。

（二）环境评估

1. 物理环境

物理环境是指一切存在于机体外环境的物理因素的综合，包括：（1）安静整洁程度，如居住环境空气的洁净程度，有无吸烟者，饮用水有无污染，有无噪声及光污染等；（2）温湿度，如居住环境的温湿度是否适宜，有无安全的取暖和降温设备；（3）居家安全性，如居住环境有无不安全的因素，地面是否平坦，有无台阶、管线等障碍，电器、煤气是否安全，浴室是否有防滑措施，厕所是否有扶手等。

2. 社会环境

社会环境包括经济、文化、教育、风俗习惯、法律、政治、宗教和社会交往等。（1）经济状况。对老年人的健康以及社会适应影响最大的是经济状况，评估者可通过以下问题来了解老年人的经济状况：经济来源有哪些，原单位的工资和福利如何；对低收入的老年人，要询问收入是否足够支付食品、生活用品和部分医疗费用，家庭有无经济困难，有无失业、待业人员，医疗费用的支付形式。（2）生活方式。评估老年人在饮食、睡眠、排泄、活动、娱乐等方面的习惯以及有无吸烟、酗酒等不良嗜好。若有不良生活方式，应进一步了解其给老年人带来的影响。（3）社会关系和社会支持。主要评估老年人是否有支持性的社会关系网络，如家庭关系是否稳定，家庭成员是否相互尊重，家庭成员向老年人提供帮助的能力以及对老年人的态度；与邻里、老同事之间相处是否和谐，需要时能否得到帮助；参与社区团体的情况；可联系的专业人员以及可获得的支持性的服务；

等等。

（三）家庭评估

家庭评估的目的是了解老年人家庭对其健康的影响，以便制定有益于老年人疾病恢复和健康促进的护理措施。家庭评估的内容主要包括家庭成员基本资料、家庭类型与结构、家庭功能与资源、家庭成员的关系以及家庭压力等。家庭评估一般采用问询或问卷的方式进行，常用的量表有 APGAR 家庭功能评估表等。

（四）文化评估

文化是在某一地域内大多数社会成员所必须遵循的社会规范。老年护理评估主要是从狭义的文化角度出发，评估价值观、信念、宗教信仰和风俗习惯等内容，这些因素影响着人们对健康、疾病、老化和死亡的看法及信念，与健康密切相关。文化评估一般采用询问的方法进行，询问的内容主要包括：（1）价值观，主要了解老年人对自身疾病及健康的认识；（2）信念，主要了解老年人关于疾病、健康的信念，以及老年人所处的文化背景对其健康信念的影响；（3）信仰，主要了解老年人有无宗教信仰及依赖程度；（4）风俗习惯，主要了解与健康相关的各种习俗，包括饮食、礼节、家庭习惯等。

第二章 老年人跌倒的风险防范

新华网资料显示，跌倒是老年人常见的健康问题，每年约有 30% 的 65 岁以上老年人发生跌倒。中国疾病监测系统的数据显示，跌倒已经成为我国 65 岁以上老年人伤害死亡的首位原因。跌倒除了导致老年人死亡外，还会导致残疾，并且影响老年人的身心健康。如跌倒后的恐惧心理会影响老年人的活动能力，使其活动范围受限，生活质量下降。与跌倒有关的死亡率随年龄增长而增加。

第一节 跌倒概述

老年人跌倒具有高发生率、高疾病负担和可预防性的特点。随着人们对生活质量的要求越来越高，老年人跌倒带来的健康危害和疾病负担也越来越受到政府和公众的重视。

一、跌倒的定义

跌倒是指突发的、不自主的、非故意的体位改变，导致身体倒在地上或更低的平面上。按照国际疾病分类（ICD-10）对跌倒的分类，跌倒包括两类：（1）从一个平面至另一个平面的跌落；（2）在同一个平面的跌倒。

老年人跌倒不仅是一种突发事件，还可能是一种疾病或健康问题的并发症。它是机体功能下降和机体老化过程的反映，是一些急慢性疾病的非特异性表现，是衰老造成意外伤害和导致老年人伤残或死亡的主要原因。

现在国内外的许多学者已逐渐认识到跌倒可以预防和控制。大量研究结果表明，跌倒是生理、病理、环境和心理等因素综合作用的结果，采用综合性的预防措施可以减少跌倒的发生。

二、老年人跌倒的现状

据世界卫生组织报告，在发达国家，65 岁以上的老年人每年有 28%—35% 发生过跌倒，75 岁以上为 32%—42%，80 岁以上高达 50%。在跌倒的老年人中，40%—70% 会受到伤害，10%—11% 有严重伤害，5% 造成骨折。在住院的老年人中，跌倒的老年人比遭受其他伤害的老年人高出 5 倍之多，已经成为老年人伤害死亡的第一原因。跌倒损伤康复后，有 20%—30% 的老年人身体机能下降，独立生活能力降低，甚至过早死亡。

2021 年卫生部公布的《中国伤害预防报告》指出，我国 65 岁以上的社区老年居民中，有跌倒史的男性为 21%—23%，女性为 43%—44%。王晓君等人的研究资料显示，各地区的跌倒发生率不尽相同，但都随年龄增长而增加，老年女性的发生率高于男性。

第二节　跌倒的原因与高危人群

人体姿势的稳定性取决于感觉器官、神经系统和骨骼肌肉系统功能的协调一致，任何一个系统功能的内在损害都可能降低机体的稳定性，导致跌倒的发生。老年人由于各种功能衰退，对于外在环境因素的变化不能像中青年人那样作出及时的反应。因此，环境等外在因素在老年人跌倒发生中起一定作用。

一、内在因素

（一）年龄

研究发现，65 岁以上的住院老年人跌倒的危险性增加，且跌倒危险是伴随着年龄的增长而增加的，80 岁以上的住院老年人有高度跌倒危险。老年人年纪较大，感官系统退化、肌力降低、视力不佳、平衡能力较差、步态不稳等均会增加老年人意外跌倒的风险。大多数的研究都表明，年龄是老年人跌倒的显著因素。

（二）疾病

急慢性病均可造成生理异常改变，如影响感觉输入，从而引起中枢系统和肌肉的不协调等，更易跌倒。如患有关节炎、脑卒中、认知症、脑血管意外、心房纤颤、高血压、心肌梗死、心源性晕厥、糖尿病引起的低血压、帕金森病、内耳眩晕症、体位性低血压，眼科疾病如白内障、青光眼，还有骨骼关节肌肉疾病等，都易引起跌倒。

（三）药物

很多药物会影响神志、精神、视觉、步态、平衡、血压等，增加了跌倒的发生率。如镇静催眠药、抗精神病药、抗癫痫药和麻醉镇痛药等被公认是跌倒的显著危险药物。其他药物如抗高血压药、强心药、抗组胺药、降血糖药、泻药、血管扩张剂以及任何影响平衡的药物均可引起跌倒。

（四）跌倒病史

曾经发生过跌倒的老年人再次跌倒的概率会增加。另外，老年人跌倒的方式与场所也非常相似。因此，对这些有跌倒史的老年人，入院时应充分重视。

（五）心理社会因素

由于老年人怕麻烦别人，尤其是男性，高估自己的体能，故常在不愿让他人帮助的情况下跌倒。另外，沮丧和焦虑的情绪会影响老年人对自己、环境或他人的判断，认为不易发生危险情况，因而忽略了对跌倒的防范，从而增加了跌倒的风险。

二、外在因素

跌倒的外在因素即环境因素，面广而复杂。常见的导致跌倒的外在危险因素可归结为：（1）自然环境，如雨雪天气、光线不足、坡道或地面湿滑、台阶倾斜、走廊障碍物过多等；（2）居家环境，如不良的卫浴设施、照护不当等；（3）辅助应用要素，如跌倒高危人群缺乏必要的保护带、拐杖使用不当、穿着不当等。

（一）居住设施

居住设施中的主要因素包括地面和光线。地面不防滑或松散易滑动的地毯会给照护工作带来很大的困难，而湿滑的浴室是跌倒发生率最高的场所。灯光过暗，过于刺眼，突然进入光线昏暗或耀眼的环境时，老年人会因视物不清而产生恐惧或因反射光引起眩晕，加大跌倒的风险。

（二）扶手的配置

老年人生活区域中，设置扶手的常见区域有走廊、公共区域、卫生间等。由于身体情况特性、肢体功能受限等特点，老年人在各种活动场所和行走中需要扶手保持平衡或支撑。很多不方便安装扶手或老年人常接触但没有安装扶手的地方，如厨房间、阳台、床边等，是老年人跌倒发生率很高的区域。

（三）家具的稳定性

低矮的凳子、过低或过高的床面、过高或过低的架子和橱柜、晃动的家具，使用的拐杖、助行器、轮椅等物品放置不当，也可能大大增加老年人在活动中的障碍，增加跌倒的风险。

（四）楼梯的设计

楼梯界限模糊而没有对比，台阶面过窄导致楼梯过陡，没有扶手或扶手高度不合适，楼梯不能很好地被使用，令人注意力分散的周围环境等，会增加老年人在楼梯使用过程中跌倒的风险。

（五）室外的危险因素

泥泞、过滑、过陡、阻塞或不平的路、坡道和阶梯通道；台阶和人行道缺乏修缮，不平，有裂缝；交通信号循环周期过短；拥挤；天气因素，如积雪、结冰和下雨等；缺乏休息和活动的场所；使用不安全的垃圾桶；等等。

三、高危人群

（一）患有某些疾病的老年人

凡是可能导致步态不稳、肌肉功能减弱（如脑血管疾病、帕金森病、小脑综合征、神经疾病、肌病、骨关节炎等）、出现晕厥前期状态、晕厥的急慢性疾病（如主动脉供血不足、心律失常、体位性低血压、血管迷走神经性晕厥、败血症、代谢紊乱、肿瘤等）都可能导致跌倒的发生。患有认知障碍或精神疾病等的老年人尤其容易跌倒。

（二）有一定活动能力的残疾老年人

跌倒常发生于有一定活动能力的残疾老年人群体，而残疾较重、活动能力严重受损或残疾较轻、活动能力受损较小者，其跌倒发生率明显较低。这是因为残疾较重者活动受限，独立活动相对较少，他们跌倒的概率自然就降低了。

（三）活动时比较急躁的老年人

老年人的绝大多数跌倒都是在活动过程中发生的；大多数跌倒发生在经常经历的、危险性相对小的日常生活活动中，如站立、行走、穿衣、上下床椅、如厕、做饭、沐浴等；只有少数跌倒发生在有危险的活动中，如爬梯子、搬重物、参加竞技活动等。老年人从事日常生活活动，由于驾轻就熟，完成时往往凭借惯性思维，较少注意活动过程中的细节改变，而这些细节上的变动很可能就是跌倒的罪魁祸首。活动时精力不集中、焦虑或抑郁情绪改变活动节奏、出现变故时容易手忙脚乱是常见的原因。

（四）未得到周全看护的老年人

适当的看护能有效减少跌倒的发生。除了看护人员的直接帮助可以避免跌倒的发生、减轻跌倒的损害外，在有人看护的条件下，老年人的活动更有信心，可以避免担心、恐惧、慌乱等导致的跌倒。另外，看护人员对跌倒及其防范知识的了解程度直接影响到防跌倒的作用，有经验的看护人员能让老年人在相对安全的环境下活动，并且在必要时给予身体、心理上的支持，有效减少跌倒的发生。

第三节　跌倒的后果

老年人一旦跌倒，常常带来严重的不良后果，造成身心伤害甚至死亡，同时也给家庭带来经济影响和照护压力。

一、躯体器质性伤害

22%—60%的老年人曾因跌倒而受伤，其中引起躯体严重器质性损伤的占10%—15%，重度软组织损伤占5%，包括关节积血、脱位、扭伤及血肿；骨折占5%，主要是髋部、肱骨外科颈及桡骨远端的骨折，还有脊柱的压缩性骨折等。髋部骨折是老年人跌倒后的首位伤害死因，髋部骨折后6个月内的死亡率为20%—25%，50%丧失独立生活能力，30%能恢复先前的移动水平。有1/10的髋部骨折是第二次。跌倒导致的髋部骨折需要昂贵的医疗费用。另外，跌倒所致的颅脑损伤可直接导致死亡。老年人跌倒后的骨折发生率随增龄而急剧上升。据统计，80—84岁跌倒者的髋部骨折发生率是60—64岁年龄组的100倍，而且后果严重。跌倒严重威胁着老年人的身心健康、日常生活及独立活动能力，给社会及家庭带来沉重的负担。

二、功能减退

老年人跌倒后通常卧床，或者伤残肢体制动很长一段时间，会因为失用等因素导致肌肉萎缩、骨质疏松甚至关节挛缩等，严重影响肢体功能，影响老年人活动能力的恢复。

三、心理障碍

虽然一部分跌倒的老年人并不会引起躯体损伤，但跌倒会给老年人带来极大的心理创伤。据统计，约有 50% 跌倒者对再次跌倒产生惧怕心理，因这种恐惧而避免活动者占跌倒者的 25%。对跌倒的恐惧可能造成"跌倒—丧失信心—不敢活动—肌体衰弱—更易跌倒"的恶性循环，甚至卧床不起。因此，要充分认识这种心理创伤的严重后果。

四、继发损害

肌肉萎缩、骨质疏松、关节挛缩等将导致功能减退，而常见的还有压力性损伤、肺炎、泌尿道感染等。据统计，髋部骨折后 3 个月的病死率为 20%，死因常为长期卧床所致的肺部感染等并发症。长期卧床的并发症有压力性损伤、骨脱钙、骨质疏松症、直立性低血压、肺部感染、血栓性静脉炎和栓塞、尿失禁、便秘和大便干燥、肌萎缩和关节挛缩等。

第四节　跌倒的风险评估

选择适合老年人的跌倒风险评估工具，筛选跌倒风险人群，对于预防跌倒、降低跌倒引发的伤害具有重要的实际意义。

一、Morse 跌倒评估量表

Morse 跌倒评估量表（Morse Fall Scale，MFS）由美国宾夕法尼亚大学 Janice Morse 教授等人于 1989 年编制，并在多个国家及地区医院使用（见表 2-1）。Morse 跌倒评估量表的使用有助于在临床辨别跌倒高风险患者，启动防跌倒干预措施，为护理过程中防跌倒工作提供依据。

该量表是一个专门用于预测跌倒可能性的量表，由 6 个条目组成，总分 125 分，评分大于 45 分确定为跌倒高风险，25—45 分为中度风险，低于 25 分为低风险，得分越高表示跌倒风险越大。

表 2-1 Morse 跌倒评估量表

项目	评 估 内 容	评分	得分
1	3 个月内有无跌倒史 / 视觉障碍		
	无	0	
	有	25	
2	超过 1 个医学诊断		
	无	0	
	有	15	
3	使用助行器具		
	卧床休息，由护士照顾活动，或不需要使用	0	
	用拐杖、手杖、助行器	15	
	扶靠家具行走	30	
4	静脉治疗 / 肝素锁		
	无	0	
	有	20	
5	步态		
	正常 / 卧床休息，不能活动	0	
	双下肢虚弱乏力	10	
	残疾或功能障碍	20	
6	精神状态		
	量力而行	0	
	高估自己或忘记自己受限制	15	
		总分	

二、Hendrich 跌倒评估工具

Hendrich 跌倒评估工具（Hendrich Fall Risk Assessment Model，HFRM）是 Ann Hendrich 等人在 2003 年专门为住院患者编制的跌倒风险评估量表（见表 2-2）。2010 年，张聪聪、吴欣娟等对该量表进行了汉化，并测试了其信度、效度以及对中国住院老年人的适用性。整个量表的评分仅需 3—5 分钟即可完成，简便、实用。Hendrich 跌倒评估工具共包括 8 个条目，总分 16 分，5 分及以上被认为是具有跌倒风险的，提示护理人员给予预防干预措施，提早预防跌倒的发生。

表 2-2　Hendrich 跌倒评估工具

项　　　目		评分	得分
意识模糊 / 定向力障碍 / 行为冲动		4	
抑郁状态		2	
排泄方式改变		1	
头晕 / 眩晕		1	
男性		1	
服用抗癫痫药物		2	
服用苯二氮卓类药物		1	
站起和行走测试	不需撑扶可自行站起——步态平稳	0	
	撑扶一次即能站起	1	
	尝试多次才能站起	3	
	在测试中需他人辅助才能站起或者医嘱要求他人辅助和 / 或绝对卧床，如果不能评估，在病历上注明日期时间	4	
得分为 5 分或者更高为高风险		总分	

第五节　跌倒的防范措施

老年人跌倒具有特定的规律和影响因素，通过实施科学的防范措施，可以降低跌倒的发生率，减轻跌倒给老年人带来的伤害。在照护工作中，要注重跌倒的预防，提高老年人防跌倒意识，并在健康宣教中传播防跌倒知识和抗跌倒技巧。

对于有过跌倒经历的老年人，再次跌倒的风险较高，照护过程中应更加关注预防跌倒的措施。

一、居家环境的风险防范措施

（一）自身调整

老年人根据身体状况主动调整行为习惯，在日常生活中减缓速度，避免着急转身、站立、开门、接电话、去洗手间等。行动能力下降的老年人应主动使用辅助器具，避免站立穿裤子、攀爬取物、进行剧烈运动等。

（二）加强照护陪伴

有跌倒危险的老年人，身边必须有照顾者陪伴。单身老年人出门活动时，可随身携带记录姓名、年龄、家庭住址、联系方式、血型、自身疾病等信息的个人信息卡以便联络家人，同时有利于急救人员对病情做出准确判断。

（三）改善居家环境

1. 室温适当

老年人的居所室温不能低于 24 ℃。老年人因为体温较低，身体活动度降低，容易发生跌倒危险。

2. 空间无障碍

地面高低无落差、无门槛、无障碍物，铺防滑地砖或地板。楼梯设计双向扶手，能够抓牢。台阶面宽度合适，踩得稳，阶梯高度适宜，边缘标志醒目。楼梯口不紧邻房门，不放杂物。室内家具的摆设位置固定，不经常变动。

3. 照明设施适当

由于老年人的视力退化，对于光线的调节适应能力差，因此活动范围内应保持光线自然，强度适中，太强或太弱都会使人感到眩晕或者看不清物品。灯的开关明显，夜间保留地灯，床头灯为触摸式，墙壁开关有荧光显示。

4. 家具物品使用方便

座椅、沙发、床软硬适宜，有扶手，高度适中，最好与膝盖平齐。衣柜用物放置易取，无须上梯、垫高等，家具的锐角处加上防撞条或者海绵。

5. 卫生间、浴室增添设备

使用坐式马桶，两旁安装适当高度的扶手，地面铺防滑砖或吸水性强的防滑垫，避免地垫滑动。浴室不用浴缸，使用淋浴花洒、防滑座椅，宽大的浴盆能容纳两人扶助，增加保温设施。

（四）衣着合身，鞋子合适

太长或者太宽的衣裤、鞋子老旧或者磨损严重、鞋子不防滑都可能成为老年人跌倒的风险。因此，衣裤不可过长或者过宽，裤管的长度应以至脚踝为宜。老年人应购买合脚的鞋子，鞋底要纹路清晰、防滑，有一定厚度，硬度适中，能起到一定支撑作用。鞋跟不宜太高。鞋面的材质应柔软，有较好的保暖性和透气性。鞋的固定以搭扣式为好，如为系带式，应注意系好，使其不易松开。鞋的大小应合适，以脚趾与鞋头间略有空隙为宜。

（五）科学选择辅助器具

老年人应在专业人员指导下，选择和使用如手杖、助行器、轮椅、扶手、适老坐便器等适合自己的辅助器具。

手杖可发挥辅助支撑行走的作用，是简便有效的防跌倒工具。老年人行动能力有所下降时，要主动使用手杖。选择手杖时，老年人应亲自试用，重点关注手杖的手柄、材质、长度和底端。手柄应为弯头，大小合适，容易用力。手杖杆应结实耐用，未变形，不易弯曲。手杖过长或过短都不利于预防跌倒，其长度以使用者穿鞋自然站立，两手自然下垂时，手腕横纹到地面的距离为宜。手杖底端应配有防滑橡胶垫，并定期更换。

（六）安全用药

有些药物可能引起头晕眼花、肢体无力、体位性低血压等不良反应，增加跌倒的风险，如降血压药、镇静催眠药、肌松药、利尿药、感冒药、抗组胺药等。在对服用上述药物的老年人及其照顾者进行健康教育时，应提醒他们注意引起跌倒的隐患，保持24小时有人看护。

（七）对症治疗

例如，对骨质疏松、心脑血管疾病、低血压、贫血等的治疗。

（八）饮食

老年人应多食富含钙质和多种维生素的食物。

（九）运动

锻炼能够减缓和降低衰老对身体功能的影响，练习身体平衡能力，加强下肢肌肉力量的锻炼，有助于降低老年人跌倒风险。太极拳、八段锦、五禽戏、瑜伽、健身舞等有氧运动可全面锻炼各项身体功能。

二、住院或就诊期间的风险防范措施

（一）病房环境、设施

病房光线充足，地面平坦、干燥、完好，特殊情况下有防滑警示牌。定期检查病房设施，保持设施完好，杜绝安全隐患。

（二）动态评估

对住院老年人的认知、感觉、活动能力进行动态评估，识别有跌倒风险的高危老年人并予以重点防范。做好健康宣教，增强老年人及其家属的防范意识。

（三）提高认识

向住院老年人详细介绍病室环境，在易跌倒的危险场所，如厕所、浴室、楼梯间放置明显的防跌倒标识，引起他们的重视。

（四）用药护理

服用镇静催眠药的老年人未完全清醒时，不要下床活动；对服用降糖、降压等药物的老年人，注意观察用药后的反应，预防跌倒。

（五）手术后护理

手术后第一次小便，应鼓励老年人在床上小便；确实需要起床小便时，应有人在床旁看护，防止因直立性低血压或体质虚弱而跌倒。

（六）久卧下床指导

长期卧床、骨折、截肢的老年人初次下床行走时，应有人看护，并告知拐杖等助行器的使用方法。

（七）鞋子防滑

建议老年人穿合适的防滑鞋。

第六节 跌倒的应急预案

老年人一旦跌倒，老年人本人、身边的护理人员或医护人员都应当立即给予处理，尽量减小对老年人的伤害，避免再次伤害。制定应急预案、规范处理流程有利于对跌倒进行及时、科学的处理。

一、居家期间跌倒的应急预案

（一）自救措施

1. 如果老年人跌倒，首先要保持冷静，不要慌张，不要着急起身，先自行判断有无受伤、受伤部位、受伤程度、能否自行站起等。

2. 经尝试后，如自己无法起身，不要强行站起，可以通过大声呼喊，打电话，敲打房门、地板、管道等物品发出声音求助，但要注意保存体力。在等待救助期间，可用垫子、衣物、床单等保暖。

3. 如伤势不重，自我判断可以自己站起，应先将身体变为俯卧位，利用身边的支撑物慢慢起身，不要盲目突然站起，以免加重伤情。起身后先休息片刻，恢复部分体力后再寻求救援或治疗。

4. 无论跌倒后受伤与否，都应告知家人和医务人员，并根据情况进行进一步检查。

（二）应急处理程序

跌倒→不要惊慌，保持冷静→尝试是否能站立→寻求牢固的家具协助站立→不能站立时尝试爬行并向他人寻求帮助。

二、在养老机构或住院期间跌倒的应急预案

（一）处理措施

1. 老年人突然跌倒，护理人员或护士应迅速赶到其身边，同时立即报告医师，协助评估老年人的意识、受伤部位与伤情、全身状况等，初步判断跌伤的原

因并认定伤情。

2. 疑有骨折或肌肉、韧带损伤时，可根据跌伤的部位和伤情采取相应的搬运方法，协助医生进行处理。

3. 老年人头部跌伤，出现意识障碍等严重情况时，遵医嘱迅速采取相应的急救措施，密切观察病情变化。

4. 受伤程度较轻者，嘱咐其卧床休息，酌情进行检查和治疗。

5. 对皮肤出现瘀斑者进行局部冷敷；对皮肤擦伤渗血者用聚维酮碘清洗伤口后，以无菌敷料包扎；对出血较多者先用无菌敷料压迫止血，再由医生酌情进行伤口清创缝合，并遵医嘱注射破伤风抗毒素。

6. 了解老年人跌倒时的情况，分析跌倒的原因，加强巡视，向老年人及其家属做好宣传教育，提高防范意识。

7. 将事件上报主管部门。

（二）应急处理程序

老年人跌倒→护理人员／护士立即赶到现场，同时报告医师→进行必要检查，认定伤情→对症处理→密切观察病情变化，做好伤情及病情记录→详细交班→强化健康教育→填写事件报告表，上报护理部。

第三章　老年人吞咽障碍的风险防范

吞咽障碍是老龄化人口日益增长现状下常见的健康问题，与年龄相关的吞咽生理变化和疾病（心脑血管疾病）是老年人吞咽障碍的易感因素，但多数老年人并未意识到吞咽障碍问题。2016年，《欧洲吞咽障碍学会-欧盟老年医学会白皮书》报道：独居老人吞咽障碍发生率为30%—40%，老年急症者发生率为44%，养老/医养机构老年人发生率为60%。吞咽障碍影响老年人身心健康，降低生活质量，容易导致误吸及吸入性肺炎、脱水及营养不良等严重后果。

第一节　吞咽障碍概述

一、吞咽障碍的定义

摄食—吞咽是指食物通过机体的一系列复杂动作，经口摄入，通过咽喉食管被传送到胃部的全过程，大致可分为准备期、口腔期、咽喉期和食道期四个阶段。如果食物不能安全有效进入胃部，则被认为是吞咽障碍。狭义的吞咽障碍特指完成吞咽动作的器官结构或功能障碍受损；广义的概念则指认知和精神心理等方面的问题引起行为异常，由此导致的吞咽和进食问题，即摄食—吞咽障碍。

二、吞咽障碍的表现与病因

吞咽障碍的表现是多方面的，不仅表现为明显的进食问题，也可以是其他方面的非特异性表现，可以从以下几个方面观察：

（1）有无食物或药物吞咽困难；

（2）进食时有无呛咳；

（3）义齿是否合适或无齿；

（4）有无唾液溢出，是否流涎；

（5）是否口干；

（6）有无痰黏在喉咙里的感觉；

（7）吞咽之后，说话声音是否嘶哑，是否变成呼噜呼噜的声音；

（8）有无烧心和泛酸水的症状；

（9）有无食欲；

（10）体重是否减轻，是否消瘦。

吞咽障碍属于症状表现，而非疾病诊断。很多疾病都可能导致吞咽障碍，比如中枢神经系统疾病、颅神经病变、神经肌肉接头疾病、肌肉疾病、口咽部器质性病变、消化系统疾病、呼吸系统疾病等。对老年人而言，除机体老化、相关神经肌肉等组织协调能力下降会影响吞咽功能外，脑卒中、老年痴呆、帕金森病也是较常见的病因。

第二节　吞咽障碍的评估

对于高危人群，吞咽障碍的评估筛查可以尽早发现吞咽障碍，避免或降低吞咽障碍产生的不良影响，一般包括问题筛查、风险评估、临床评估和仪器检查四步。问题筛查和风险评估被用来初步判断是否存在吞咽障碍及风险程度，如果有风险或高度怀疑有风险，则做进一步的临床功能评估和仪器检查，该步骤一般由专业人士完成。以下简单介绍几种评估。

 一、吞咽功能评估

常见的吞咽功能评估有洼田饮水试验和反复吞咽唾液试验。

（一）洼田饮水试验

洼田饮水试验由日本学者洼田俊夫设计提出。它要求被测试者取端坐位，一次性吞下 30 ml 温水，根据被测试者所需的时间及呛咳情况分为 5 级：

1 级（优）：能顺利地一次性将水咽下；

2 级（良）：分 2 次以上咽下，不呛咳；

3 级（中）：能 1 次咽下，但有呛咳；

4 级（可）：分 2 次以上咽下，但有呛咳；

5 级（差）：频繁呛咳，不能全部咽下。

根据结果可判定：

正常：1 级（5 秒内能顺利地一次性将水咽下）；

可疑：1 级（顺利地一次性将水咽下超过 5 秒）或 2 级；

异常：3—5 级。

（二）反复吞咽唾液试验

反复吞咽唾液试验由日本学者才藤提出。被测试者取坐位或者半坐位，操作者将食指与中指分别置于被测试者的喉结与舌骨处，通过观察 30 s 内被测试者吞咽次数以及咽喉向上抬高的幅度，能够对被测试者的吞咽功能进行初步筛查，具有一定的普遍性。判定结果如下：

正常：（1）高龄患者（80 岁以上）≥ 3 次；（2）中老年患者（50—80 岁）≥ 5 次；（3）喉上下移动 ≥ 2 cm。

异常：（1）高龄患者（80 岁以上）< 3 次；（2）中老年患者（50—80 岁）< 5 次；（3）喉上下移动 < 2 cm。

洼田饮水试验与反复吞咽唾液试验操作方便，结果简单明了。针对意识清醒、能配合的老年人，它们可以作为初筛工具使用。

二　摄食—吞咽过程评估

摄食—吞咽过程评估常用的评估工具为进食评估问卷调查 EAT-10（见表3-1）。EAT-10 有十项与吞咽障碍相关的问题，每项评分有 4 个等级，0 分为无障碍，4 分为严重障碍，总分在 3 分及以上为吞咽功能异常。EAT-10 有助于识别误吸的征兆和隐性误吸以及异常吞咽的体征。

表 3-1　进食评估问卷调查 EAT-10

得　分 项　目	0 无	1 轻度	2 中度	3 重度	4 严重
1. 我的吞咽问题已使我的体重减轻					
2. 我的吞咽问题影响到我在外就餐					
3. 吞咽液体费力					
4. 吞咽固体食物费力					
5. 吞咽药片（丸）费力					
6. 吞咽时有疼痛感					
7. 我的吞咽问题影响到我享用食物时的快感					
8. 我吞咽时有食物卡在喉咙里的感觉					
9. 我吃东西时会咳嗽					
10. 我吞咽时感到紧张					

三、其他评估

以上简易评估筛查表并不被作为最终诊断标准，仅被作为风险预判。护理人员在日常护理过程中，除使用以上量表进行问题筛查以判断老年人是否存在吞咽困难的可能外，还可以从口腔卫生状况、进食姿势等方面判断老年人发生吞咽困难的风险。

（一）口腔卫生状况

评估老年人嘴唇有无干燥脱皮、裂口及出血；口腔黏膜湿润及完整性是否受损，口腔内有无异物（包括食物残渣、痰痂、血痂）、异味；有无舌苔；牙龈是否红肿出血；等等。口腔清洁度越差，越影响吞咽功能，越需加强口腔护理。

（二）进食姿势

正常的姿势是进食的前提条件。护理人员应观察老年人采取何种姿势进餐，是否能保持稳定坐位，姿势的调整是否对进食产生影响。同时，护理人员应对老年人多进行细节化评估观察，包括但不限于如食物进入口腔的位置，老年人是否能顺利将食物送入咽喉并下咽，每一口进食的量是否合适等。

第三节　吞咽障碍的照护与应急

一、吞咽障碍的照护

对有吞咽障碍的老年人，利用才藤氏吞咽功能分级（见表3-2），采取不同照护措施，是避免或减少相关并发症的重要手段。对吞咽障碍为6级的老年人，调整饮食形态即可；对吞咽障碍为4—5级的老年人，需要进行适当的进食指导，比如饮食指导和摄食训练；对吞咽障碍为1—3级的老年人，不宜直接经口进食，但仍建议参与配合的老年人进行餐前口腔运动，同时注意口腔卫生清洁。

表3-2　才藤氏吞咽功能分级表

7级：正常。摄食吞咽没有困难
6级：轻度问题。摄食吞咽有轻度问题，但是口腔残留食物少，无误咽
5级：口腔问题。吞咽口腔期的中度或重度障碍，需要改善咀嚼的形态，吃饭的时间延长，口腔内残留食物增多，吞咽时需要他人的提示或者监视，无误咽
4级：机会误咽。用一般的方法摄食吞咽有误咽，但经过调整姿势或一口量的变化可以避免误咽
3级：水的误咽。改变食物形态有一定的效果，吃饭只能咽下食物，但摄取的能量不充分
2级：食物误咽。改变食物形态没有效果，水和营养基本上由静脉供给
1级：唾液误咽。唾液产生误咽，不能进食、饮水，无法保证稳定的呼吸形态

（一）餐前口腔运动

误吸是吞咽障碍最常见的并发症之一，常常发生在进食的第一口，这可能与机体未进入进食准备状态有关。餐前体操可以让身体做好相应准备，唤醒进食欲望。餐前口腔运动从深呼吸开始，然后肩颈放松，如耸肩、摆臂、前后点头、左右摇头等，再到口周肌肉放松，如伸舌、鼓腮、缩唇等，以上动作有利于进食。接着进行发声练习，双唇紧闭发"啪啪啪"，舌尖抵住上颚发"嗒嗒嗒"，舌根抬起发"咔咔咔"。才藤氏吞咽障碍为4—6级的老年人还可以进行几次空吞咽的动作。整个餐前训练时间控制在5分钟左右。对不能配合的老年人，可以进行口周按摩，放松肌肉，促进进食。

（二）口腔清洁与按摩

口腔清洁能促进唾液腺的分泌，保持口腔湿润，增强老年人对口腔内细菌病毒的抵抗力，保持旺盛的食欲，也能减轻吸入性肺炎的症状。口腔清洁包括但不限于刷牙、漱口、擦洗等。对唾液分泌仍然不足的老年人，可以进行口腔按摩，放松口周肌肉，促进唾液分泌。

（三）进餐姿势

老年人进餐姿势主要有坐位和半坐卧位。稳定的进餐姿势有利于食物顺利下咽，进入胃部。对身体情况合适的老年人，优先选择坐位进餐。无论采取何种进餐姿势，均要保证老年人稳定的体位，背部挺直，上身稍前倾，下巴内收，方便吞咽。

（四）食物选择

通过吞咽障碍的分级评估，对不同等级的老年人采用不同的食物形态，适当的进食量与进食速度可最大限度促进进食。

1. 食物形态

根据《吞咽障碍膳食营养管理中国专家共识（2019版）》，食物被分为液体和固体两大类，共6级。其中，液体食物分为1级低稠型、2级中稠型和3级高稠型三个级别，固体食物分为4级细泥型、5级细馅型和6级软食型三个级别（见表3-3）。

对有吞咽障碍的老年人而言，降低食物的咀嚼难度、减缓食物（液体）的流动速度能避免或有效减少误吸的发生。与此同时，我们还应注重营养搭配，关注个人口味，增加进食乐趣。

表 3-3　食物分级标准

1 级低稠型。入口便在口腔内扩散，下咽时不需太大的力量，适合有轻度吞咽障碍的老年人
2 级中稠型。在口腔内慢慢扩散，容易在舌上聚集，适合开始治疗性经口进食的老年人
3 级高稠型。明显感觉到黏稠，送入咽部需要一定力量，适合有重度吞咽障碍的老年人
4 级细泥型。经口腔简单操作可形成食团，易吞咽，不易在口咽部残留、误吸，不需要撕咬或咀嚼即可咽下，适合不需咀嚼能力，但需具有运送食物能力，可经口进食的老年人
5 级细馅型。有一定的内聚性，容易形成食团，进入口腔后不易散开，适合能通过舌运送食物的老年人
6 级软食型。具有用筷子或汤匙就能切断的软硬度，适合存在误吸风险的吞咽功能及咀嚼功能下降的老年人

2. 一口量

应调整每次进入口腔的食物量，适量的食物有利于口腔期食团形成并顺利进入食管，食物过多容易出现误吸，食物过少不容易引起吞咽反射，一般一口量为5—20 ml。对有吞咽障碍的老年人，一般先以少量开始（流质 1—4 ml），然后再酌情增加。同时，要注意进食速度，一般前一口吞咽动作完成后再进食下一口，避免口腔内囤积过多食物。

二、误吸与窒息的处理

尽管所有的照护措施都在预防意外的发生，但误吸与窒息仍然不可避免。当老年人在进食过程中突然表情痛苦，不能说话，剧烈咳嗽，甚至面色青紫，呼吸困难，极大可能是异物梗阻导致窒息。如果老年人意识清醒，鼓励其主动咳嗽以排出异物。咳嗽不能解决问题时，如果异物位置较浅，老年人尚能发声、说话，可以尝试采取拍背法或海姆立克急救法以解除梗阻；如果老年人出现严重窒息、意识不清的情况，立即协助取平卧位，头偏向一侧，施救者骑跨在老年人髋部，采用手拳冲击，促进异物排出，必要时可进行心肺复苏。

第四章　老年人排尿功能障碍的风险防范

排尿功能障碍是指由于各种原因导致排尿过程发生改变，出现尿潴留、尿失禁等情况，是老年人生活中常见的问题之一。这一问题不仅会影响老年人的正常生活和社交活动，还会引发感染、皮炎、肾脏疾病等多种并发症，甚至威胁生命。因此，关注老年人排尿功能障碍的护理与风险防范非常重要。

第一节　排尿功能障碍概述

一、尿的储存与排泄

肾脏是产生尿液的场所，每个肾脏由 100 多万个肾单位组成，肾单位包括肾小球、肾小囊和肾小管。血液经过肾小球过滤代谢产物产生原尿后，进入肾小囊，然后通过肾小管吸收营养物和水使原尿浓缩，并分泌钾、氢等电离子，调节机体酸碱平衡，产生终尿，经过输尿管运输至膀胱储存。储尿与排尿控制主要由膀胱逼尿肌和括约肌组成，括约肌包括近端尿道平滑肌和外括约肌。外括约肌属骨骼肌，随意志控制，储尿期收缩，排尿期松弛。

排尿是一种反射活动，由脑的高级中枢控制，通过副交感神经的抑制、交感神经及躯体神经的激活来完成，可由意识控制抑制或加强这一过程。当膀胱内尿量充盈达一定程度，即 400—500 ml 以上时，膀胱壁的牵张感受器会受到刺激而兴奋，传导膀胱充盈感觉的冲动沿盆神经传入到骶髓的排尿反射初级中枢。同时，这一冲动也上传到脑干和大脑皮层的排尿反射高位中枢并产生尿意，继而大脑发出的神经冲动沿盆神经传出，引起逼尿肌收缩，尿道内括约肌松弛，外括约肌开放，从而进行排尿。此外，排尿时腹肌和膈肌收缩，腹内压升高，有助于膀胱收缩，促进尿液排出。排尿是一个正反馈过程，这一行为可进一步加强中枢兴奋传导神经冲动，控制膀胱内外肌肉活动，直至尿液排完为止。在排尿末期，尿道海绵体肌收缩，可将残留在尿道内的尿液排出体外。排尿反射弧的任何一个部位受损，或骶段脊髓排尿中枢与高位中枢失去联系，都将导致排尿功能障碍。

二、尿潴留

尿潴留是指尿液不能顺利排出，或只能间断排尿，或膀胱胀满了尿但仍无尿意。尿潴留可分为急性和慢性两种，前者起病急，膀胱内胀满尿液不能排出，症状明显；后者起病慢，病程长，无明显症状，下腹部可触及充满尿液的膀胱，多发于男性。尿潴留发生率随年龄增长而增加。引起尿潴留的原因包括：

（一）机械性梗阻

机械性梗阻是指参与排尿的神经和肌肉功能正常，但在膀胱颈至尿道外口的某一部位存在梗阻性病变。常见的急性机械性梗阻性病变包括由尿道损伤、结石、异物、膀胱肿瘤，或膀胱内大量出血形成血块、盆腔肿瘤、妊娠子宫的压迫等病变所造成的突然堵塞。慢性机械性梗阻性病变为良性前列腺增生、膀胱颈挛缩、尿道狭窄等。这些病变在劳累等诱因下会引起局部水肿和疼痛，从而诱发梗阻。

（二）动力性梗阻

动力性梗阻是指参与排尿与储尿的肌肉功能紊乱，使尿液不能正常排出。常见影响因素包括：

1. 神经性因素

脊髓损伤、盆腔手术、多发性硬化、糖尿病等导致神经受损，影响排尿反射，使尿液无法正常排出。

2. 肌源性因素

在麻醉、饮酒过量、药物使用等情况下，膀胱括约肌及逼尿肌无力。

3. 精神因素

紧张焦虑会引起交感神经兴奋，膀胱括约肌和膀胱颈收缩，机体会有一种膀胱被锁住的感觉，从而发生排尿困难，这被称为境遇性排尿障碍，亦可称为膀胱害羞症或尿羞症。尿羞症被归类为"社交恐惧症"，在日常生活中，一些和用洗手间有关的羞辱经历可能增加这种情况发生的风险。

三、尿失禁

尿失禁主要是指尿液不自主地排出。这是由于膀胱括约肌损伤或神经功能障碍，大脑皮层控制功能衰退，造成膀胱压力过高或尿道压力过低。老年女性尿失禁较为常见。

（一）压力性尿失禁

老年妇女由于雌激素缺乏，多次分娩或产伤导致膀胱支持组织和盆底松弛，加上肥胖、手术等因素影响，尿道壁和盆底肌肉张力减退，阴道萎缩，尿道关闭压力降低，尿液主要在咳嗽、大笑、打喷嚏或搬动重物等导致腹压增高时不自主地自尿道口排出。

（二）急迫性尿失禁

当有强烈的尿意时，机体不能受意识控制而使尿液流出。通常，在膀胱严重感染和尿道梗阻、逼尿肌过度活动时，发生尿失禁。

（三）充溢性尿失禁

腰椎间盘退行性病变、肿瘤压迫、糖尿病、脊髓疾病、带状疱疹病毒、乙醇中毒等疾病都可引起逼尿肌活动无力。在膀胱极度充盈的情况下，膀胱内压力超过尿道阻力，尿液溢出。

四、尿潴留与尿失禁混合

老年人大脑皮质中枢的抑制作用减弱，慢性疾病如关节炎、心力衰竭、脑卒中、意识模糊等使老年人运动受限，加上药物影响，如镇静催眠药、利尿剂、抗副交感神经药物、抗交感神经药物、钙离子阻断剂、血管紧张素转化酶抑制剂等会使尿道括约肌松弛，削弱膀胱收缩功能，使逼尿肌-括约肌失调，增加老年人的余尿量。当膀胱充盈时，老年人排尿动作迟缓，腹内压及膀胱内压力增加，尿液溢出。认知障碍等问题造成尿潴留与尿失禁同时存在，还伴有夜尿增多的现象。

第二节 排尿功能障碍的后果

一、躯体方面

（一）肾脏疾病

尿潴留可以使膀胱内压力升高，易导致逼尿肌纤维化，输尿管口损伤，尿液经过输尿管反流至肾盂部位，造成肾脏积水，肾血管压力增加，易造成肾单位缺血甚至坏死，出现肾实质萎缩，继而导致肾功能不全。失禁并伴有尿路感染的老年人，感染可逆行发展，发生膀胱炎、肾盂肾炎，严重者可能导致慢性肾衰竭甚至尿毒症。

（二）膀胱尿路损伤出血

膀胱过度充盈可能导致膀胱充血，组织缺血缺氧，血管内皮完整性受到破坏，组织抗氧化能力降低，膀胱内组织损伤。同时，其机械张力还可损害括约肌功能。

（三）感染及失禁相关性皮炎

尿液是机体的代谢产物，pH 为 4.8—8.0，其成分 90% 以上为水，其余包括尿素、钾、钠、氯和肌酐等物质。在正常排尿情况下，细菌及时排出，膀胱及尿道内壁完整，具有预防感染的能力。当神经、肌肉等因素使残余尿量增多时，可导致膀胱过度充盈，逼尿肌损伤，黏膜完整性受损，为细菌滋生提供有利条件。尿液不及时排出容易使细菌生长繁殖，进而发生尿路感染，出现尿频、尿急、尿痛及血尿等症状。

老年人表皮层萎缩，皮脂分泌下降，弹性纤维减少，皮肤变薄，尿失禁后若不及时处理，会阴部潮湿环境容易引起细菌滋生，发生皮肤感染。如果皮肤长期暴露在尿液的侵蚀中，会导致会阴部、肛门周围皮肤受损，出现发红、发亮、红疹、表皮破损等，严重时还会导致皮肤糜烂及溃疡，临床上称之为失禁相关性皮炎（Incontinence-Associated Dermatitis，IAD）。失禁相关性皮炎是指由于暴露于尿液或粪便所造成的皮肤损伤，好发于下腹部、大腿内侧、会阴部、腹股沟、臀部、肛周及皮肤皱褶处，是潮湿相关性皮肤损伤的一种临床表现，是失禁老年人的常见并发症。它在临床上常与压疮同时存在，若不能正确区分，则会影响后续治疗和管理。通常，失禁相关性皮炎分为轻、中、重三个等级。

1. 轻度失禁相关性皮炎

皮肤干燥完整，无水疱，呈粉红色或红色并向周围扩展，边界不规则。在肤色深暗的老年人身上很难发现皮肤颜色的变化，触诊会发现皮温升高，有灼伤感、刺痛感。

2. 中度失禁相关性皮炎

受损皮肤呈亮红色，在肤色深暗的老年人身上会呈白色或黄色，皮肤局部出现破损、渗液或渗血，有疼痛感。局部皮肤光亮潮湿并伴血水渗出或针尖状出血，或呈凸起状，或有水疱，皮肤少量缺损，常有明显疼痛感。

3. 重度失禁相关性皮炎

受刺激的部位出现部分皮层缺损，呈红色并伴渗液或出血，渗出液中的蛋白黏附于干燥皮肤表面，可能引起皮肤的脱落。深色皮肤的老年人表现为皮肤发白、发黄或呈深红褐色、紫色。

二、心理方面

（一）心理问题

排尿异常的老年人在生理和精神上均承受了巨大的痛苦，加上对疾病知识的缺乏、对治疗的不信任，又担心失去正常生活能力，不可避免地出现种种负面情绪。抑郁是尿潴留患者常见的心理问题，他们缺乏自信，负担感加重，不愿成为家人的负担，从而表现出消极的生活态度，产生自卑感。

（二）社交障碍

由于社会文化因素的影响，排尿功能障碍群体常受到大众歧视，使老年人产生病耻感。病耻感的产生有内因和外因两方面，即老年人感知到的外界给予的影响和他们内心的自我感受。老年人常表现出对外界的过分敏感，歪曲他人对自己的言行举止，甚至产生负性联想。此外，有排尿功能障碍的老年人受生理状况影响，自身活动范围受限，会拒绝外出以避免受到歧视，使其社交和生活能力受到很大程度的影响。

（三）睡眠障碍

睡眠障碍以失眠最为常见，常见的原因有夜尿、尿失禁等。其中，夜尿的频率会随着老年人睡眠障碍严重程度的增加而增加。老年人夜间睡眠困难，进而影响总体的睡眠质量，具体表现为睡眠效率低下、睡眠时间短、夜间易醒、醒后不易入睡等。

（四）照顾者依赖

由于排尿功能障碍引起老年人各种生活状态的改变，老年人出现社交障碍和心理问题，生活需要他人照顾，导致其生活态度消极，少言少语，意志活动减退，力所能及的事情也习惯于依赖他人，强化自身的被照顾者角色。此外，家属的迁就和过度照顾也是老年人产生依赖心理的重要原因。

三、社会方面

排尿异常导致生活、工作能力均有所下降，对家庭承担的责任相应减少，也使家庭承受了精神、经济等方面的压力。尿失禁是社会的重大负担。老年病房中花在处理尿失禁上的护理费较高，住院或照顾尿失禁老年人的费用也很高。

第三节　排尿功能障碍的高危人群

一、脑血管意外患者

脑血管意外包括脑梗死和脑出血，是一种严重的神经系统急症，发病人群多为 60 岁以上老年人。根据发病部位的不同，脑血管意外会损害记忆、视力、语言、运动、排尿控制和性功能等多方面的功能。脑血管病常见的后遗症之一为排尿功能障碍，短期会普遍出现急性尿潴留，常见的长期表现是逼尿肌反射亢进，出现尿频、尿急、尿失禁等。脑血管意外患者肌电图显示，脑卒中后尿失禁患者在尿动力学检查中逼尿肌收缩出现亢进，外括约肌不受抑制地松弛，表现为急迫性尿失禁。

二、帕金森病患者

帕金森病是一种常见的中老年人神经系统变性疾病。排尿功能障碍是帕金森病的常见症状之一，其原因与基底节病变有关。基底节是组成锥体外系的主要结构。排尿功能异常的发生可能与调节排尿功能相关的基底神经节、迷走神经背核受累有关，其中尿急、尿频和排尿不畅是常见症状。Winge 和 Fowler 的研究表明，5%—10% 的男性患者会出现尿失禁，主要由于逼尿肌过度活动或外括约肌功能障碍所致。在女性帕金森病患者中，最常见的是储尿期症状，70%—80% 出现逼尿肌过度活动，出现尿频、尿急、尿失禁。

三、认知障碍患者

高轶等人的研究表明，68% 的阿尔茨海默病患者伴有不同程度的尿路功能障碍，其中 24% 的男性和 35% 的女性伴有尿失禁。压力性尿失禁在女性中更加常见，而男性夜尿增多较为普遍。认知症是一种进行性神经病变，发展到疾病中期，认知功能障碍加重，出现随地大小便等状况；发展到疾病晚期，会出现生活自理能力丧失，大小便失禁。

四、糖尿病患者

糖尿病神经源性膀胱（Diabetic Neurogenic Bladder，DNB）是糖尿病常见的并发症之一，即使在血糖控制良好的人群中，仍有约 25% 的发病率。其原因可能与糖尿病所致的外周神经病变有关，也可能是肌源性异常、逼尿肌功能损害等因素所致与糖尿病相关的神经源性膀胱尿道功能障碍，出现膀胱排空能力减弱、尿线变细、滴尿、排空不全感、缺乏尿意等症状。

五、脊髓病变及损伤患者

脊髓创伤、颈椎病、腰椎间盘突出、脊髓脊膜膨出、多发性硬化等骶髓上脊髓损害可引起膀胱过度活动。尿动力学表现为储尿期逼尿肌无抑制性收缩，膀胱顺应性降低，膀胱压力升高，有效膀胱容量降低。多发性硬化症是一种常见的中枢神经脱髓鞘疾病，这种脱髓鞘病变最常累及脊髓后索和侧索，这些通路负责传递脑桥和骶髓排尿中枢之间的信息，从而实现随意、协调地排尿。腰椎间盘突出会影响骶神经根，压迫远端脊神经，出现神经源性膀胱尿道功能障碍。最常见的尿动力学表现为逼尿肌无反射，伴有充盈感觉受损。

六、前列腺疾病患者

前列腺炎是由于前列腺受到微生物等病原体感染或某些非感染因素引发的炎症性疾病。慢性前列腺炎主要有三大症状群：疼痛、排尿异常及性功能障碍。从就诊的首发症状看，慢性前列腺炎以排尿异常为主，尤以尿频常见。功能性后尿道梗阻是慢性前列腺炎排尿异常的常见原因。膀胱颈、前列腺组织和包膜中富含α1肾上腺素能受体，当这些受体兴奋时，可引起上述组织收缩。尿道括约肌自主性收缩与胸腰段以上交感神经中枢活动增强、尿道外括约肌交感神经兴奋性增高、膀胱颈或近端尿道肾上腺素能受体密度增大等因素有关，从而产生了膀胱颈和尿道外括约肌开放异常。前列腺局部受各种炎性或非炎性因素刺激而出现前列腺内细胞和间质水肿，前列腺尿道缩窄压力增高，或者憋尿的习惯导致尿液反流入前列腺导管内及管周组织，造成"化学性前列腺炎"，形成持续的刺激，导致排尿功能紊乱或排尿异常等症状反复发作。

七、尿路结石肿瘤患者

尿道炎症、肿瘤、结石、外伤和异物等均会使尿道变窄，造成排尿困难并伴有患部疼痛。老年人排尿困难多由前列腺增生和肿瘤引起，尤其以前列腺引起的更多。膀胱内结石、肿瘤或血块堵住其口均可发生排尿困难，如子宫癌和阴道癌蔓延到膀胱或尿道时也可使排尿困难。

八、便秘患者

据统计，便秘患者中有约30%—85.7%有排尿异常。但是，大部分患者认为排尿排便异常是一件很尴尬的事情。因此，很多患者尤其是女性很少就医。便秘引起的膀胱功能异常，其发病机制主要是机械梗阻。长期的慢性便秘后，大便干燥结块，堵塞肠道，引起肠腔扩张，造成粪块机械性压迫膀胱后壁和后尿道，使得膀胱容量变小，膀胱移位，膀胱颈抬高，后尿道延长。患者在排尿时需要使用更大的膀胱压力以克服尿道阻力，导致膀胱排空受到影响。通常，这类患者接受通便治疗后，其排尿症状能够得到改善。但是，一些仍有便秘且伴有膀胱功能异常的患者接受通便治疗后，其膀胱功能没有得到改善，出现尿潴留或尿失禁现象。

九、其他

对于留置尿老人，导尿管持续开放会使膀胱呈空虚状态。膀胱处于无张力状态，导致迷走神经受到抑制，膀胱收缩力功能下降。虽然拔管前夹闭尿管，但由于长时间的开放引流影响正常排尿模式，本应间断排尿的生理活动变成连续过程，膀胱储尿液功能出现暂时废用，排尿反射被迫中断，机体逐渐顺应了有尿即流的状态，导致部分患者拔管后仍不能及时建立主动排尿意识与反射活动。另外，肥胖会增加尿失禁风险，肥胖是压力性尿失禁的诱因之一。日常生活活动能力越差的老年人，持续尿失禁的可能性更高。

第四节　排尿功能障碍的评估

一、排尿日记

排尿日记可作为监测排尿情况的手段，也可作为检查膀胱尿道功能障碍的工具，是评估下尿路功能状况最简单且无创伤的方法（见表 4-1）。排尿日记一般连续记录，内容包括进水量、排尿方式、单次尿量、小时总尿量、漏尿或尿失禁情况等。排尿日记不仅能动态反映排尿情况，而且对尿动力学检查有补充作用。对于需要进行排尿异常护理干预的老年人，在干预前与干预后数天详细记录排尿情况，包括每次排尿的具体时间、排尿量、有无尿失禁、漏尿量等，可以判断排尿功能异常的严重程度及干预效果。

表 4-1　排尿日记

姓名：　　性别：　　年龄：															
时间	日期					日期					日期				
	进水量	排尿量	漏尿	导尿	其他	进水量	排尿量	漏尿	导尿	其他	进水量	排尿量	漏尿	导尿	其他
总量															

说明：
1. 排尿日记以 6 天为宜；
2. 进水量包括水、汤、果汁、粥、麦片等液状食物，避免饮用茶、咖啡、酒精等利尿性饮料，尽量避免摄入酸、辣等刺激性食物；
3. 自排小便请在"排尿量"栏填上容量；
4. 若出现尿湿裤子、床单、尿片等情况，请在"漏尿"栏填上 +、++、+++；
5. 若尿中带血或有沉淀物、排尿伴随灼烧等其他症状，请在"其他"栏填写

二、国际尿失禁咨询委员会尿失禁问卷简表

国际尿失禁咨询委员会尿失禁问卷简表中文版（International Consultation Committee on Incontinence Questionnaire Short Form Chinese，ICI-Q-SF）由国际尿失禁咨询委员会编制并授权使用（见表4-2）。其主要内容为评估尿失禁的例数、漏尿量、对患者日常生活的影响和尿失禁的类型，各条目以不同评分方式和分值标记，总分为21分。根据总分，尿失禁严重程度分为3级：$0 < 轻度 \leq 7$分，7分 $<$ 中度 < 14分，14分$\leq$重度≤ 21分。ICI-Q-SF被广泛应用于脑卒中、脊髓损伤等神经源性和非神经源性尿失禁症状的主客观评估。

表4-2　国际尿失禁咨询委员会尿失禁问卷简表中文版

许多患者时常漏尿，该表将用于调查尿失禁的发生率和尿失禁对患者的影响程度。仔细回想您近四周来的症状，尽可能回答以下问题。（ICI-Q-SF得分为3—5题的分数总和）

1. 您的出生日期：	
2. 性别：	
3. 您漏尿的次数：	
从来不漏尿	0
一星期大约1次或经常不到1次	1
一星期2次或3次	2
每天大于1次	3
一天数次	4
一直漏尿	5
4. 您认为自己的漏尿量是多少？（不管您是否使用了防护用品）	
不漏尿	0
少量漏尿	2
中等量漏尿	4
大量漏尿	6
5. 总体上看，漏尿对您的日常生活影响程度如何？请在某个数字上画圈	
0　1　2　3　4　5　6　7　8　9　10	
表示没有影响　　　　　　　　　　　　　　　　　表示影响很大	

续表

6. 什么时候发生漏尿?（请在与您情况相符的那些空格打√）
□ 从来不漏尿
□ 未能到达厕所就会有尿漏出
□ 在咳嗽或打喷嚏时漏尿
□ 在睡觉时漏尿
□ 在活动或做体育运动时漏尿
□ 在小便完和穿好衣服时漏尿
□ 在没有明显理由的情况下漏尿
□ 在所有时间内漏尿

三、尿失禁生活质量问卷

尿失禁生活质量问卷（Incontinence Quality of Life，I-QOL）最初由美国华盛顿大学研究团队编制而成（见表4-3），共有22个问题，包括行为限制、心理影响、社会障碍3个维度。问卷采用自我测评的方式，每一条目单项选择，以不同分值标记为1、2、3、4、5分，总分最后换算成百分制计分，得分越高，生活质量越好。本问卷较为成熟且运用广泛，具有较好的内在一致性、可重复性和有效性。

表4-3　尿失禁生活质量问卷

以下问题对您的影响评分如下：极端影响1分，相当多影响2分，中度影响3分，轻度影响4分，一点也不影响5分。

尿失禁使您有以下困扰吗	量 化 评 分				
	完全如此	常常如此	有时这样	很少这样	从未如此
1. 我害怕不能及时赶到厕所	□ 1	□ 2	□ 3	□ 4	□ 5
2. 我担心咳嗽/打喷嚏时会尿失禁	□ 1	□ 2	□ 3	□ 4	□ 5
3. 我担心会有尿失禁，从座位上起立时会分外小心	□ 1	□ 2	□ 3	□ 4	□ 5
4. 在新环境中，我特别注意厕所的位置	□ 1	□ 2	□ 3	□ 4	□ 5

续表

尿失禁使您有以下困扰吗	量 化 评 分				
	完全如此	常常如此	有时这样	很少这样	从未如此
5. 尿失禁等问题使我觉得很沮丧	☐ 1	☐ 2	☐ 3	☐ 4	☐ 5
6. 尿失禁等问题使我不能外出太久	☐ 1	☐ 2	☐ 3	☐ 4	☐ 5
7. 尿失禁等问题使我放弃了很多想做的事情，感觉沮丧	☐ 1	☐ 2	☐ 3	☐ 4	☐ 5
8. 我担心旁边的人会闻到我身上的尿味	☐ 1	☐ 2	☐ 3	☐ 4	☐ 5
9. 我总担心会发生尿失禁等问题	☐ 1	☐ 2	☐ 3	☐ 4	☐ 5
10. 我经常去厕所小便	☐ 1	☐ 2	☐ 3	☐ 4	☐ 5
11. 每次做事前我都得考虑周到，避免尿失禁带来麻烦	☐ 1	☐ 2	☐ 3	☐ 4	☐ 5
12. 我担心随着年龄增长，尿失禁等问题会严重	☐ 1	☐ 2	☐ 3	☐ 4	☐ 5
13. 因为尿失禁等问题，夜间我几乎没有正常睡眠	☐ 1	☐ 2	☐ 3	☐ 4	☐ 5
14. 我担心因尿失禁等问题出现尴尬场面或受到羞辱	☐ 1	☐ 2	☐ 3	☐ 4	☐ 5
15. 尿失禁等问题使我觉得自己不是一个正常人	☐ 1	☐ 2	☐ 3	☐ 4	☐ 5
16. 尿失禁等问题让我觉得很无助	☐ 1	☐ 2	☐ 3	☐ 4	☐ 5
17. 尿失禁等问题使我觉得生活乐趣变少了	☐ 1	☐ 2	☐ 3	☐ 4	☐ 5
18. 我担心尿失禁时弄湿衣物	☐ 1	☐ 2	☐ 3	☐ 4	☐ 5
19. 我觉得自己没法控制膀胱了	☐ 1	☐ 2	☐ 3	☐ 4	☐ 5

续表

尿失禁使您有以下困扰吗	量　化　评　分				
	完全如此	常常如此	有时这样	很少这样	从未如此
20. 我很注意喝什么、喝多少，避免发生尿失禁等问题	☐ 1	☐ 2	☐ 3	☐ 4	☐ 5
21. 尿失禁等问题限制了我挑选衣物	☐ 1	☐ 2	☐ 3	☐ 4	☐ 5
22. 尿失禁等问题使我对性生活有顾虑	☐ 1	☐ 2	☐ 3	☐ 4	☐ 5
合计分值：	最后评分（合计分 − 22）/88*100（范围 0—100）				

四、神经源性膀胱症状评分表

神经源性膀胱症状评分表（The Neurogenic Bladder Symptom Score，NBSS）是衡量神经源性膀胱症状可靠、有效的工具（见表4-4）。该量表共包含24个条目，分为尿失禁、储尿和排尿、泌尿系统并发症三个维度，其中22个条目评估尿急、夜尿、膀胱充盈感、排尿费力、尿流变细、尿失禁等症状和尿路相关的并发症，另外两个条目评估膀胱管理的依从性和生活质量，分值越高，症状越重。

表 4-4　神经源性膀胱症状评分表

　　完成此问卷需要 5—10 分钟，这些问题是关于您可能存在的泌尿问题。请您回答所有问题，每道题只能选择一个答案。回答所有问题时，请考虑您常见的膀胱功能，不包括膀胱功能的临时变化，例如近期的尿路感染。所有的问题适用于可以小便自解、使用导尿管、做过膀胱手术或使用小便收集器的患者。

1. 大多数时候我会使用哪种方式帮助排尿
☐ 持续使用导尿管 / 造瘘袋
☐ 使用集尿器 / 尿垫
☐ 叩击 / 腹压 / 挤压排尿
☐ 间歇导尿管
☐ 直接如厕排尿

2. 白天漏尿的频率（包括导尿管和造口周围的漏尿）
☐ 一天超过一次
☐ 大概一天一次
☐ 一周少量几次
☐ 极少
☐ 我没有漏尿

3. 白天漏尿的尿量（包括导尿管和造口周围的漏尿）
☐ 需要三块或以上尿垫
☐ 需要两块尿垫
☐ 需要一块尿垫
☐ 很少，不需要尿垫
☐ 我没有漏尿

4. 白天漏尿的总量（包括导尿管和造口周围的漏尿）
☐ 大量（衣服/尿垫浸透）
☐ 中量（衣服/尿垫浸湿）
☐ 少量（衣服/尿垫潮湿）
☐ 极少
☐ 我没有漏尿

5. 当我熟睡时，漏尿的总量（包括导尿管和造口周围的漏尿）
☐ 大量（衣物浸透）
☐ 中量（衣物浸湿）
☐ 少量（衣物潮湿）
☐ 极少
☐ 我没有漏尿

6. 漏尿改变了我的饮水量
☐ 同意，我一直减少我的液体摄入量
☐ 同意，我有时减少我的液体摄入量
☐ 不同意，漏尿没有改变我的液体摄入量
☐ 不同意，我没有漏尿

7. 漏尿造成了皮肤问题
☐ 同意，我因为皮肤问题看过医生
☐ 同意，我可以自己解决皮肤问题
☐ 不同意，漏尿没有导致任何皮肤问题
☐ 不同意，我没有漏尿

8. 漏尿限制我喜爱的活动
☐ 同意，它限制了我所有的活动
☐ 同意，它限制了我部分活动
☐ 不同意，它没有限制我任何活动
☐ 不同意，我没有漏尿

9. 突然出现强烈的尿意（膀胱痉挛）
☐ 一天很多次

☐ 一天几次
☐ 很少
☐ 从未

10. 我需要排尿（或间歇排尿）
☐ 我必须马上去做，不然可能漏尿
☐ 我只能延迟几分钟，不然可能漏尿
☐ 我在方便的时候去做，没有漏尿
☐ 我不考虑排尿，我有尿管或造口袋／尿袋／集尿袋

11. 在晚上睡觉期间，我通常需要排尿（或者间歇导尿，或者固定尿管／造瘘袋）
☐ 三次或更多
☐ 两次
☐ 一次
☐ 很少
☐ 从未

12. 我白天排尿时，使用尿管或者排空尿袋间隔最长的时间是
☐ 少于 1 小时
☐ 大概 1—2 个小时
☐ 大概 2—3 个小时
☐ 超过 3 个小时

13. 白天在不漏尿的情况下，我通常能保持干燥，没有任何漏尿的最长时间是
☐ 少于 1 小时
☐ 大概 1—2 个小时
☐ 大概 2—3 个小时
☐ 超过 3 个小时
☐ 对我来说这不是问题，我没有漏尿

14. 排尿或使用尿袋使我疼痛或者不舒服：
☐ 大部分时间
☐ 有时
☐ 很少
☐ 从未

15. 当我排完尿或使用尿管后，我的膀胱（或者储尿器）仍然感觉是满的
☐ 同意，这种情况大多数时候发生
☐ 同意，这种情况有时发生
☐ 不同意，我排尿后不会发生这种情况
☐ 对我来说这不是问题，我不会这样觉得，或者我使用导尿管或造瘘袋

16. 当我排尿时，我的尿流通常
☐ 滴落
☐ 成线但不畅通
☐ 顺畅且尿线正常
☐ 对我来说这不是问题，我使用导尿管或造瘘袋

17. 在排尿时，我必须用力或者挤压才能排空我的膀胱或者储尿袋
☐ 同意，大部分时间发生

☐ 同意，有些时候这样
☐ 不同意，排尿时我不会这样做
☐ 对我来说这不是问题，我使用导尿管或造瘘袋

18. 我有伴随症状的尿路感染（比如疼痛、尿臭、发烧、血尿、脓尿等）
☐ 一个月一次或更多
☐ 几个月一次
☐ 一年几次
☐ 一年一次或更少
☐ 从未

19. 对我来说，尿路感染
☐ 经常需要住院
☐ 需要经常服用抗生素
☐ 必要时在家里服用抗生素能够治好
☐ 不服用抗生素就能够治好
☐ 没有发生

20. 我得过肾结石
☐ 一年多于一次
☐ 少于一年一次
☐ 很久以前
☐ 从未

21. 我得过膀胱结石
☐ 一年多于一次
☐ 少于一年一次
☐ 很久以前
☐ 从未

22. 对于排尿或改善膀胱服用药物
☐ 同意，但我没有服用
☐ 同意，它们对我造成显著的副作用
☐ 同意，它们对我造成很小或者没有副作用
☐ 不同意，我的膀胱不需要服用药物

23. 我发现服用排尿或改善膀胱的药物
☐ 不是很有效
☐ 部分有效
☐ 有效
☐ 我不需要服用药物

24. 如果以后不得不使用目前的膀胱（或储尿器）排尿方式生活，您会满意吗？
☐ 不满意
☐ 大部分不满意
☐ 满意和不满意相等
☐ 满意

五、失禁皮肤的评估

（一）会阴皮肤评估工具

对失禁性皮炎的危险人群使用会阴皮肤评估工具（Perineal Assessment Tool，PAT）。该量表由四个部分组成，包括刺激强度、刺激物持续时间、会阴皮肤状况和作用因素（见表4-5）。总分为12分，分数越高说明失禁性皮炎的危险性越大，其中4—6分属于低危险群，7—12分属于高危险群。

表4-5 会阴皮肤评估工具

刺激强度 刺激物类型	水样便和/或尿液 （3分）	软便和/或尿液 （2分）	成形便和/或尿液 （1分）
刺激物持续时间 皮肤暴露于刺激中 总共的时间	床单/尿片至少每2 小时更换一次 （3分）	床单/尿片至少每4 小时更换一次 （2分）	床单/尿片至少每8 小时更换一次 （1分）
会阴皮肤状况 皮肤的完整性	皮肤剥落/腐蚀糜烂 合并或不合并皮炎 （3分）	皮肤红斑/皮炎合并或 者不合并念珠菌感染 （2分）	皮肤干净、完整 （1分）
作用因素 低白蛋白、抗生素 治疗、管饲、难辨 梭状芽孢杆菌感染 或其他	3个或更多作用因素 （3分）	2个作用因素 （2分）	0—1个作用因素 （1分）

（二）失禁相关性皮炎皮肤状况评估工具

失禁相关性皮炎皮肤状况评估工具（IAD Skin Condition Assessment Tool，SAT）是评估失禁性皮炎严重程度的评估工具（见表4-6），主要从皮肤的破坏范围、皮肤红斑和侵蚀程度三个方面评估局部皮肤炎症的严重程度，得分越高说明越严重。0分表明未发生失禁相关性皮炎；1分表明已发生失禁相关性皮炎，该区域皮肤完整，呈现"镜面感"的粉红色红斑；2分表明该区域皮肤不再完整，呈现"镜面感"的深红色红斑；3分表明该区域皮肤出现红色皮疹；4分表明该区域皮肤出现程度各不相同的缺损。

表 4-6　失禁相关性皮炎皮肤状况评估工具

解剖部位	无问题（0分）	粉红色红斑（1分）	深红色红斑（2分）	红色皮疹（3分）	皮肤缺损（4分）
会阴部					
臀裂					
左上臀					
右上臀					
左下臀					
右下臀					
外生殖器					
下腹部/耻骨弓上					
腹股沟					
左大腿内					
右大腿内					
左大腿后					
右大腿后					
总　分					

第五节　排尿功能障碍的照护与应急

一、尿潴留的照护与应急

（一）一般措施

尊重并理解老年人，给予安慰、开导和鼓励，帮助树立能够恢复自行控制排尿的信心，积极配合治疗。保持老年人住所的整洁，做好环境中的气味管理，维持与共同居住者的融洽关系。房间内的座椅高矮适宜，卫生间靠近卧室，马桶旁和走道两边有扶手，光线良好。经常向老年人提醒家的布局，特别是厕所的位置等。每到新环境时，首先要让老年人了解厕所的位置，有助于其建立安全心理，增加自主排尿的信心。生活方式干预包括安排合理膳食、制定饮水计划、减轻体重、戒烟、规律运动等。通过分析评估老年人的症状与其居住环境，改变其生活方式和习惯之间的关系，改善或纠正不良的排尿模式。

对于膀胱感觉受损的老年人，应鼓励其定期或定时排尿以避免膀胱过度扩张。排尿习惯训练是基于排尿规律安排如厕时间的方法，这种训练方法不仅能提醒老年人定时排尿，还可保持会阴部皮肤清洁干燥。尽量鼓励、指导老年人避免在安排时间以外排尿，但在操作时需注意个体差异。向老年人及时提供便器，必要时帮助老年人穿脱裤子，协助如厕。注意隐私保护，可将室内水龙头稍稍开启，形成滴水声，刺激排尿。可用温水冲洗外阴、进行温水坐浴或用热水袋敷下腹部，刺激膀胱肌肉收缩，以诱发排尿反应。

（二）导尿术

导尿术是将无菌导尿管插入膀胱引流尿液的方法，可以排空膀胱尿液，留取尿液标本，减轻尿潴留患者的痛苦，导尿管保持在尿道内为留置导尿术。留置导尿术存在一定安全隐患，在对尿潴留患者导尿或留置导尿的过程中，尿管对尿道黏膜的压迫、对尿道的牵拉以及对尿道造成的炎症反应都会对膀胱肌肉组织和神经造成损伤。另外，长时间的留置导尿会使膀胱的排尿功能得不到锻炼，神经反馈减弱，患者拔管后不能及时排尿或不敢排尿，从而再次发生尿潴留的风险（导尿术一般由专业人士操作，护理人员可了解操作流程并给予帮助）。具体的留置导尿术操作流程见表4-7。

表4-7 留置导尿术操作流程

操作流程	操作步骤	注意事项
1. 核对、解释	携用物至患者床旁，核对床号、姓名，解释操作目的	尊重患者，取得合作
2. 安置体位	松开床尾盖被，协助患者脱去对侧裤腿，盖在近侧腿部，并盖上浴巾，对侧腿用盖被遮盖。协助患者取合适体位，暴露外阴部，便于操作	保暖及保护隐私，避免过多暴露，方便操作，节省时间、体力。女性患者取屈膝仰卧位，两腿略外展
3. 垫巾	将一次性治疗巾垫于患者臀下	防止床单被污染

操作流程	操作步骤	注意事项
4. 置盘	弯盘置于患者外阴处，盛放医用棉球的治疗碗置于弯盘后	
5. 初步消毒	女性：一手戴好手套，另一手持止血钳或镊子依次消毒阴阜、大阴唇，再用戴手套的手分开大阴唇，消毒小阴唇及尿道口。污棉球置于弯盘内 男性：自上而下，由尿道口向外螺旋式消毒。消毒完毕，将弯盘及治疗碗移至床尾，脱去手套	消毒顺序由外向内、自上而下，每个棉球限用一次
6. 开导尿包	在患者两腿之间打开导尿包外层包布，用无菌持物钳打开内层包布，夹出小药杯，置于床尾的无菌区域内。倒消毒液于药杯内，浸湿棉球	嘱患者勿移动肢体，保持安置体位，以免污染无菌区域
7. 戴手套，铺孔巾，润滑导尿管	取出无菌手套，按无菌技术原则戴好无菌手套。取出孔巾，铺在患者的外阴处并暴露会阴部，使孔巾和内层包布之间形成无菌区。润滑导尿管前端	扩大无菌区，利于操作，避免污染。防止损伤尿道黏膜，使插管顺利
8. 再次消毒	弯盘置于外阴处，一手拇指、食指分开小阴唇并固定，另一手持止血钳或镊子夹取消毒棉球 女性：分别消毒尿道口、两侧小阴唇、尿道口。消毒后继续固定小阴唇，污棉球、小药杯、镊子或止血钳及弯盘撤至无菌区远端 男性：由尿道口向外螺旋式消毒	再次消毒顺序为：内一外一内，自上而下，每个棉球只用一次。消毒尿道口时稍停片刻，使消毒液充分与尿道口黏膜接触，达到消毒效果
9. 插管	女性：将盛导尿管的治疗碗置于孔巾旁，嘱患者张口呼吸，用另一镊子夹持导尿管对准尿道口轻轻插入 4—6 cm，见尿液流出后再插入 1—2 cm。松开固定小阴唇的手，固定导尿管，将尿液引入治疗碗内 男性：男性导尿术插管长度为 20—22 cm，见尿液流出后再插入 1—2 cm	张口呼吸可使患者尿道括约肌放松，有利于插管。插管时动作要轻柔，避免损伤尿道黏膜
10. 固定导尿管和集尿袋	向气囊内注入等量的无菌溶液，轻拉导尿管有阻力感，即证实导尿管固定于膀胱内。夹闭导尿管，撤下孔巾，擦净外阴，撤下用过的导尿用物，用安全别针将集尿袋的引流管固定在床单上，集尿袋固定于床沿下，开放导尿管	检查气囊是否漏气。防止尿管滑脱。集尿袋固定在低于膀胱的高度，防止尿液反流造成泌尿系统感染。引流管要留出足够的长度，防止因翻身牵拉导致尿管滑脱
11. 整理	整理导尿后用物，协助患者穿好裤子，取舒适体位，整理床单位，交代注意事项，洗手，记录	记录留置导尿管的时间、患者的反应等

（三）物理手法辅助排尿

物理手法辅助排尿的原理主要是，利用外力作用于腹壁，通过增加腹内压来增加膀胱的压力，从而促使患者排尿。相对于通过留置导尿术解除尿潴留，此方法可明显减少因插尿管而引起的感染，用于逼尿肌无力伴有的括约肌活动功能降低或者括约肌机制功能不全者引起的尿潴留。实施膀胱按压排尿必须通过影像尿流动力学检查，明确下尿路功能状态，确保膀胱出口的通畅。

操作时，老年人取坐位，腹部放松，身体前倾，屏气增加腹压，将尿液挤出，可同时双手抱住膝部或大腿，防止腹部膨出而使腹压下降。这种方法慎用于心脏病患者。照顾者用手掌帮助老年人轻轻按摩其下腹部，向左右推揉膨胀的膀胱 10—20 次，促进腹肌松弛，然后从老年人膀胱底部向下推移按压，用拳头由脐部深挤压，逐渐缓慢向耻骨方向移动，当尿液排出时不可松手，应等尿液排完再缓缓松手。年老体弱及心血管疾病患者应谨慎使用。

物理手法引起膀胱压力增高，会导致尿液向前列腺、精囊及肾脏反流，从而引起上泌尿系统并发症，禁用于膀胱输尿管反流、膀胱出口梗阻、盆腔器官脱垂、症状性泌尿系统感染等患者。

（四）中医护理技术

传统中医护理技术解除尿潴留的方法有口服中药汤剂、针灸推拿、穴位敷贴及注射。比如，针灸推拿中极、关元、三阴交等穴位有促进膀胱功能正常气化的作用，在利尿的基础上能减少尿潴留的发生率；而腹部推拿则能改善膀胱动力，将物理信号传输至排尿中枢，产生刺激，进而改善排尿功能。

（五）膀胱穿刺引流术

膀胱穿刺引流术是一种有创的外科操作方法，适用于不能留置导尿管或者留置导尿管失败的各种尿潴留患者。此操作需要在 B 超的监视下进行，直接将穿刺针穿入膀胱，抽吸膀胱内的尿液，缓解患者憋尿的症状。膀胱穿刺引流术对尿道黏膜不会造成损伤，术后感染发生率很低，目前常用于急性尿潴留患者。此外，还有研究者采取冷热交替膀胱冲洗方法、系统化膀胱功能锻炼方法等预防尿潴留的发生。

二、尿失禁的照护与应急

（一）排尿训练

1. 延迟排尿训练

延迟排尿适用于因膀胱逼尿肌过度活跃而产生尿急症状和反射性尿失禁的老年人。延迟排尿训练的具体做法是，白天多饮水，不饮用有刺激性或者兴奋性的饮料，如咖啡、浓茶等，循序渐进地延长排尿间隔，逐渐使每次的排尿量大于300 ml。入夜后不再饮水，可服用适量的镇静催眠药帮助入睡，治疗期间记录排尿情况。通过此训练，可抑制膀胱收缩，增加膀胱容量，降低膀胱的敏感性，增强治愈信心。

2. 排尿意识训练

排尿意识训练适用于留置尿管的老年人。每次放尿前 5 分钟，让老年人平卧在床上，指导其全身放松，想象自己在一个安静、宽敞的卫生间，听着潺潺的流水声，准备排尿，并试图自己排尿，然后由照顾者缓缓放尿。在想象过程中，强调老年人利用全部感觉。开始时可由护理人员指导，老年人掌握正确方法后自己训练。

3. 反射性排尿训练

反射性排尿训练适用于脊髓损伤的老年人，并要求患者手功能允许或照顾者愿意参与训练，以维持和改善反射性排尿。在导尿前半小时，通过寻找刺激点，如轻轻叩击耻骨上区或大腿上 1/3 内侧，刺激肛门，从而诱发膀胱反射性收缩，产生排尿。反射性排尿的应用范围有限，仅适用于一些特殊病例。

（二）盆底肌功能恢复

1. 盆底肌训练

盆底肌训练又称凯格尔运动（Kegel Excercises），是指有意识地反复训练，以增强支持尿道、膀胱、子宫和直肠的盆底肌力量，达到增强控尿能力的训练。该训练适用于盆底肌尚有收缩功能的尿失禁患者，慎用于心律失常或心功能不全的患者、膀胱出血者、尿路感染急性期患者和肌张力过高者，目前仍然被认为是治疗压力性尿失禁最常用和效果最好的非手术治疗方法。中华医学会发布的女性压力性尿失禁诊断和治疗指南中推荐的盆底肌训练的方法是：持续收缩盆底肌（即缩肛运动）不少于 3 秒，松弛休息 2—6 秒，连续做 15—30 分钟，每天重复 3 遍；或每天做 150—200 次缩肛运动。

训练前，必须做好评估，判断是否可以进行训练，并告知老年人及其照顾者训练的目的。训练时，要密切观察老年人的反应及变化，以不疲劳为宜，有问题要停止训练并做好动态评估和相关记录（见表 4-8）。

表 4-8　膀胱管理情况

项　　目	总是	经常	有时	极少	无
使用防护用品					
记录排尿情况					
执行饮水计划					
进行膀胱训练					
接受健康宣教					
盆底肌训练					

一般训练时，在不收缩下肢、腹部及臀部肌肉的情况下，自主收缩盆底肌（会阴及肛门括约肌），可在桥式运动下做收缩肛门的动作，每次收缩维持 5—10 秒，重复 10—20 次 / 组，每日 3 组。指导呼吸训练时，注意吸气时收缩肛门周围肌肉，维持 5—10 秒，呼气时松弛。训练时，可采用一些引导性话语，创造憋尿的情景。

排尿时，老年人坐于马桶，由后向前缓慢地把肛门、阴道、尿道周围等盆底肌收缩上提，感觉想阻止肛门排气，从 1 数到 10，然后缓慢放松，在排尿中途有意识地收缩盆底肌，使尿流中断。如此反复排尿、止尿，重复多次，使盆底肌得到锻炼。再采用瓦氏动作屏气法，放松腹部，身体前倾，屈曲髋关节和膝关节，使大腿贴近腹部，防止腹部膨出，深吸气后屏住呼吸 10—12 秒再用力呼气，增加腹部压力，用力将腹压传到膀胱、直肠和骨盆底部，排空膀胱。

2. 盆底肌电生物反馈疗法

盆底肌电生物反馈疗法是通过肌电介导生物反馈实现，主要通过兴奋交感神经，抑制副交感神经，从而扩大膀胱容量，减弱膀胱收缩能力。通过刺激阴道或直肠，重建该部位神经肌肉兴奋性，以增强盆底肌及尿道周围横纹肌的功能，使尿道外括约肌收缩能力增强。此方法对痉挛性膀胱的尿失禁和压力性尿失禁均有疗效。针对不同类型的尿失禁选择不同的电刺激频率是确保疗效的关键。通常认为，促进尿道闭合压的适宜频率为 20—50 Hz，刺激盆底肌收缩需要的频率为 50—100 Hz，而抑制逼尿肌收缩的频率为 10 Hz。

（三）失禁照护

1. 使用失禁护理用品

使用失禁护理用品可以有效处理尿失禁的相关问题，既不影响膀胱的生理活动，对尿道及膀胱造成损害，也不会影响翻身及外出。常用的失禁护理用品包括尿垫、纸尿裤等。选择失禁护理用品时，注意渗透性、舒适性、易用性、抑臭性的特点，以贴合身体、气味清新、使用便捷的产品为佳，防止长期使用导致失禁性皮炎的发生。注意每次更换时用温水清洗会阴和臀部，防止失禁相关性皮炎的发生。

2. 高级透气接尿器

高级透气接尿器适用于骨折、瘫痪、卧床不起、不能自理的老年人，分为男女不同类型。使用前，注意检查尿袋接尿器，防止尿袋粘连。使用时，用魔术贴固定在腰部，穿脱方便，松紧可按照腰围调试，男性患者将阴茎放入尿斗中，女性患者将接尿器紧贴会阴，并把下方的两条纱带从两腿根部中间左右分开向上，与三角布上的两个短纱带连接在一起即可使用。注意接尿袋保持下垂，不能平放，防止尿液回流，以避免生殖器糜烂、失禁相关性皮炎等问题。

3. 避孕套式接尿袋

避孕套式接尿袋的优点是不影响老年人翻身及外出，主要适用于男性老年人。选择适合男性老年人阴茎大小的避孕套式接尿袋，勿扎得过紧。在腰间扎一松紧绳，再用较细松紧绳在避孕套口两侧妥善固定，另一头固定在腰间松紧绳上，尿袋固定高度适宜，保持下垂，防尿液反流入膀胱，引起感染。

4. 保鲜膜袋接尿法

保鲜膜袋接尿法的优点是透气性好，价格低廉，一次性使用，获取方便，在应急时可用，不易引起泌尿系统感染及皮肤改变，适用于男性尿失禁患者。使用方法是：将保鲜膜袋口打开，将阴茎全部放入其中，将袋口系一活扣，系时注意不要过紧，留有一指的空隙为佳。注意保鲜袋的大小、厚度、材质，接尿后及时更换，注意清洁卫生，避免感染。

5. 一次性导尿管和密闭引流袋

一次性导尿管和密闭引流袋适用于躁动不安的老年人，翻身按摩、更换床单时不易脱落。缺点是：照护不当易造成泌尿系统感染，长期使用会影响膀胱的自动反射性排尿功能。因此，照护上必须严格遵守无菌操作，尽量缩短导尿管留置的时间。

（四）失禁相关性皮炎的照护

保持清洁、干燥的皮肤是皮肤护理的基本原则。首先，要注意刺激物的清洗，这是进行皮肤保护之前的重要程序。每天或每次粪失禁后清洗，建议使用不含香料或其他潜在过敏原的清洁剂，如喷雾状或泡沫状的中性免冲洗清洗剂，也可用 37—39 摄氏度温水清洁。避免使用肥皂，因为其 pH 呈碱性，会损害皮肤屏障功能，加重尿液对皮肤的刺激。在清洁用具的选择上，普通毛巾使用比较广泛，但毛巾的结构纹理可能产生摩擦损害，从而进一步损伤皮肤。建议使用柔软的一次性无纺布或湿巾纸。清洗时，力度应温和，频繁或剧烈清洗会导致皮肤干燥和二次刺激，且干扰皮肤正常代谢，破坏皮肤的完整性。此外，清洗后切勿用力擦干皮肤，要用柔软纱巾、吸水纸巾轻轻拍干以最大限度减少额外的摩擦。

皮肤护理方案的最后一部分是皮肤保护。皮肤保护剂也称防水保护层，是在皮肤表面形成一层不透明或半透明的屏障膜，其作用是为角质层提供屏障，防止多余的水分、尿液等刺激物进入角质层。用于预防和治疗的大多数皮肤屏障产品含有一种或多种以下成分：凡士林、氧化锌、聚二甲基硅氧烷和丙烯酸酯三聚物。凡士林是许多软膏的基础成分，呈透明状，可形成闭合层，改善皮肤水合作用；氧化锌是不透明或透明的乳膏或糊状物，一些制剂还添加了缓解瘙痒的成分；聚二甲基硅氧烷是一种硅酮类产品，透明，保湿性强，具有非封闭性，少量使用不影响失禁产品的吸收性；丙烯酸酯三聚物是一种形成透明薄膜的聚合物，每次失禁时不需要去除或重新使用。此外，一些中成药皮肤外用制剂具有清热解毒、活血化瘀、收敛伤口等功效，如湿润烧伤膏、紫草油、复方黄柏液等，在失禁相关性皮炎预防及治疗中具有一定疗效。建议在每次失禁清洁后，充分评估个体情况，选择适宜的产品使用。如果遇到皱褶处，需要将皱褶处皮肤分开，然后使用皮肤保护产品，待其干燥后，再恢复到自然皱褶状态。

第五章　老年人用药失误的风险防范

受用药种类多、用药安全认知度不高等因素的影响，老年人极易产生药物不良反应。老年人用药安全问题不容忽视，减少用药失误风险事件的发生对提升老年人的生命质量至关重要。

第一节　用药失误的原因

一、生理因素

老年人生理机能减退、代谢减慢，用药容易造成安全隐患。由于视力、听力、理解力减退，一些老年人不能正确理解用药目的和用药方法，不能正确掌握用药时间、用药方式、药物剂量，严重影响药物的服用，容易导致药物漏服、误服或者多服。

二、心理因素

老年人由于社会地位的转变，可能产生孤独、抑郁、消极等负面情绪，甚至出现主动误服药物的情况。此外，在电视广告、网络宣传等影响下，一些老年人会根据推荐服用一些不合格的保健产品或药品，自行买药、服药或者重复用药，造成药物误服。一些老年人对于慢性病需要终身服药没有正确认识，认为自己没有症状或者症状缓解就自行停药，导致出现不良反应、耐药等用药失误情况。

三、环境因素

（1）老年人由于患有慢性疾病，常需要服用多种药物，但为方便携带，多习惯丢弃药物的包装盒，药物分类、分放、分装不规范，特别是散装药，药物名称标注不明显，容易拿错药。

（2）老年人因为生活习惯，家里存放很多药物以备用，如果药物未定期清理，也易造成过期药物的误服。

（3）养老机构分发药物的管理制度不严谨，药物管理不规范，会造成发错药、漏发药现象，也会增加老年人误服药物的风险。

四、药物因素

药物包装设计不合理、字体过小、名称多样化、通用名与商品名（品牌名）混淆、包装或名称相似、本身性状相似、包装盒上无中文说明等都极易造成老年人对药物的混淆。当老年人需要服药时，有时凭借包装盒外观或印象服用，这也是造成老年人误服药物的原因之一。

五、其他因素

（1）医生未仔细询问老年人的既往用药史、目前所用药物及药物状况，未根据老年人本身的疾病适当地调整药物使用情况，造成用药与实际病情产生偏差。

（2）照顾者掌握知识不全，未了解、熟悉老年人所用药物及其患有的疾病，在病情加重的情况下，长效药和临时用药合用，造成药物效果叠加，导致用药失误。

（3）机构管理人员发放药物时没有一一告知老年人药物的作用、不良反应、注意事项和服药方法，给药时未严格遵循查对制度，没有检查老年人服药的情况，从而导致重复服药。

第二节　用药失误的后果

一、对老年人的影响

老年人发生药物误服时，有时不仅会造成身体上的损害，如急性功能障碍、中毒反应等，还可能影响医务人员的诊断，从而延误病情，增加组织、脏器功能损失等药物不良反应的发生风险，甚至导致死亡。

二、对家庭的影响

老年人因误服药物导致住院治疗及抢救等均会产生一定甚至巨额的医疗费用，这会给家庭的经济造成冲击，加重家庭的经济负担。此外，照顾者由于对老年人照顾不当造成药物误服、错服，当事人也会因此产生愧疚心理，影响家庭关系。

三、对机构的影响

老年人误服药物不仅会给自身带来各方面不同程度的伤害，也会加重机构内的医疗纠纷，反映出机构管理中的问题，影响养老机构管理质量，加大诊治难度，影响医生对老年人病情的判断，增加机构与家属之间的矛盾。

四、对社会的影响

随着老龄化的加剧，老年人错误用药成为全世界公认的一个社会问题。由于我国医药知识普及程度不够，老年人的医药知识相对不足，加上受到药商广告宣传的影响，更加重了用药的安全隐患。《国家药品不良反应监测年度报告（2021年）》显示，2021年全国药品不良反应监测网络收到药品不良反应/事件报告196.2万份，65岁及以上老年人占31.2%。从药物类别上看，抗感染药报告数量居于首位，肿瘤用药占比较上一年继续上升。全球与药物差错相关的成本估计为每年 420 亿美元，达到全球卫生总支出的近 1%，老年人安全用药问题影响着社会公共健康卫生安全。

第三节　用药失误的防范措施

一、加强宣教

因为老年人常有随意用药或根据自身感受随意停药、加药、减药的情况，所以要加强对他们用药知识的宣教，反复耐心地和他们讲解，强调其自行停药、加药、减药等会产生不良后果。要叮嘱老年人严格按医嘱服药，加强与专业人员沟通，据实反映自身情况，协调用药的剂量、方法、时间等。使用药物时，要有明确的适应症，要求受益/风险>1，且选择疗效确切、毒副作用小的药物。根据时间生物学和时间药理学的原则，选择最合适的用药时间进行治疗，以提高疗效和减少毒副作用。老年人用药一般从低剂量逐渐增量，以获取最大的疗效，产生最小的毒副作用。同时用药最好不要超过 5 种。当老年人服用 6—10 种药物时，潜在不适当用药风险是只服用 1—5 种药物时的 4 倍。当老年人的异常表现疑为某种药物所致时，首先暂停服用该药。凡是疗效不确切、耐受性差、未按医嘱使用的药物，都要及时停掉。

二、做好药物标记

若老年人每次服用的药物种类过多，或者老年人自理能力差，护理人员可将药物从包装中取出，就药物的名称、效用、剂量、服用时间（饭前、饭后、睡前等）为老年人做详尽的讲解，并用他们能看清楚的大字做好标记，配好每次服用的药量，放置在有明显颜色区分的药盒中。如白色的药盒表示早晨服用的药物，绿色的药盒表示中午服用的药物，蓝色的药盒表示晚上服用的药物。每次用药后，护理人员应检查药物是否确实已经服用，避免与下一次服用的药物混淆。

三、妥善保管药物

药物应放在安全可靠的地方，以免被偷服、误服而造成用药失误。家庭用的消毒灭蚊、灭蟑类药物不能与家庭储备的药物混放，以免发生意外。也不要将所有的药物都堆积在药柜中，药柜中应保留正在服用的药物和常用的药物。注意药物密闭与容器密闭，以防风化、吸潮、挥发或异物进入。有些药物如硝酸甘油见光易分解，应注意避光，放入棕色容器或黑纸包裹的无色透明、半透明容器里。一般药物保存应避免阳光直射，不超过 20 ℃。特殊药物如胰岛素、益生菌等要放置于冰箱 2—10 ℃冷藏。

四、分类保存药物

外用药物多具有刺激性、腐蚀性和毒性，处方药的副作用在一定程度上比非处方药要大。不同类别的药物要分开存放：内服药与外用药分开，处方药与非处方药分开，中成药与西药分开，急救药与常规药分开，等等。

五、完善药物管理机制

养老机构安排专人管理老年人用药，老年人使用的药物要定期检查批号、生产日期等。如发现过期，及时与老年人及其家属沟通，定期清理，将近效期药物做好醒目标识，杜绝服用过期药物。用药前再次核对床号、姓名及药物，询问用药史和药物过敏史，正确地执行医嘱，做到正确的时间、正确的患者、正确的剂量、正确的途径和正确的给药方式，并仔细观察老年人用药后的反应。

六、注意用药失误危险人群

年龄越大，各项身体机能衰退，用药管理能力越差，用药失误的概率越高。独居老年人缺乏家庭支持、家人的用药提醒，用药失误概率是增加的。老年人抑郁程度越严重，用药失误率越高。患有疾病的老年人，用药种类和数量越多，用药失误发生率越高。认知功能减退、记忆减退的老年人最易发生用药失误，包括漏服或重复用药。老年人有听力、视力障碍的，因与外界沟通能力差，易造成无意识地用药过量或错服。老年人文化程度低下，缺乏疾病认知，对所患疾病的治疗、服用药物缺乏了解，常导致自行停药、减量、漏服等情况。

特别需要注意的是，老年人常同时存在高血压、糖尿病等基础疾病及失眠、抑郁、认知障碍等精神症状，临床上常需要联用精神类药物和降血压、降血糖的药物对其进行治疗。这类老年人的用药安全隐患尤为突出，若发生用药失误问题，则会给家庭和社会造成巨大的负担。

七、使用评估工具

Morisky 服药依从性量表（MMAS-8）多用于评估出院病人的服药依从性，实用性强，运用简单方便。该量表包括 8 个问题：（1）您是否有时忘记服药？（2）在过去的两周内，您是否有一天或几天忘记服药？（3）治疗期间，当觉得症状加重或出现其他症状时，您是否未告知医生而自行减少药量或停止服药？（4）当您外出时，是否有时忘记随身携带药物？（5）昨天您服用药物了吗？（6）当您觉得自己的症状已经好转或消失时，是否停止过服药？（7）您是否觉得要坚持治疗计划有困难？（8）您觉得按时按量服药很难吗？其计分标准：1—7 题的备选答案为二分类，即"是"和"否"，其中第 1、2、3、4、6、7 题答"否"计 1 分，答"是"计 0 分；第 5 题为反向计分题，即答"是"计 1 分，答"否"计 0 分。第 8 题的备选答案为五点计分，即"从来不""偶尔""有时""经常"和"所有时间"依次计为 1 分、0.75 分、0.50 分、0.25 分和 0 分。量表满分为 8 分，得分少于 6 分为依从性低，得分 6—7 分为依从性中等，得分等于 8 分为依从性高。

八、误服药物的应急处理

误服药物后不要过分紧张，要保持冷静，查看和弄清所服药物并予以相对应的处理。若不清楚如何处理时，将老年人、药物及说明书或呕吐物，一同带往医院检查，及时就医。

发现用药错误或用药对象错误后，立即停止药物的使用，必要时将剩余药物封存，报告主管人员，迅速采取相应的补救措施。密切观察老年人的病情变化，查看老年人的一般状况，询问老年人的感觉，观察用药后变化，监测生命体征，必要时进行心电监护，稳定老年人及其家属的情绪。根据服药情况采取催吐、洗胃、导泻等方式，使老年人尽快排出体内的有害物质，减少药物的继续吸收，减轻药物的毒副作用。

对神志清醒的老年人可以采取催吐。注意：催吐禁用于昏迷、抽搐、腐蚀性毒物中毒、吞服石油蒸馏物的老年人。催吐方法：让老年人饮温水 200—300 ml，用手指、压舌板或匙柄等刺激舌根或咽后壁以催吐，使老年人呕吐，反复进行多次，直至将胃内容物完全吐出。将老年人的头偏向一侧以避免误吸呕吐物，堵塞呼吸道而引起呛咳。观察排泄物的性质、量，必要时送检，遵医嘱使用相应的解毒剂。病情危急时就地抢救，将损害降到最低。

向老年人及其家属做必要的解释，稳定其情绪，劝其积极配合治疗。密切观察老年人的病情变化，及时与医生沟通，完善相关记录。

第六章　老年人睡眠障碍安全照护管理

随着现代生物—心理—社会医学模式的转变，人类的生活状态也在不断改变，越来越多的人选择在夜间工作。由于竞争日益激烈，生活节奏不断加快，因此有睡眠障碍的人的比例也在不断增长。

第一节　睡眠障碍概述

睡眠医学作为一门新兴、独立的专业学科正在我国悄然兴起。睡眠障碍的危害也越来越受到人们的重视。

一、人体睡眠状态

所有人都知道睡眠是生存和健康所必需的，但人们并未完全了解为什么需要睡眠及其对人的确切作用。能确定的是，睡眠对人们白天正常工作、生活所消耗的精力有恢复作用。

每个人对睡眠的需求千差万别，通常是每天睡 6—10 小时。大部分人在夜间睡眠，但是也有许多人因为工作的原因必须在白天睡眠，这种情况通常容易导致睡眠障碍。

睡眠是一个非常复杂的生理现象，包括两种相互交替的睡眠状态：一种是非快速眼动睡眠，简称 NREM，又称"慢波睡眠"；另一种是快速眼动睡眠，简称 REM，又称"快波睡眠"。正常情况下，人们通常会经历慢波睡眠的四个阶段，其中间隔有短暂的快波睡眠，每90—120分钟交替一次或每夜交替几次。在整个夜间，人们会短暂觉醒（称作"W期"），但通常是记不起来自己是觉醒的。

（一）慢波睡眠

慢波睡眠可分Ⅰ、Ⅱ、Ⅲ、Ⅳ四期，其中Ⅰ、Ⅱ期称为"浅睡眠"，Ⅲ、Ⅳ期称为"深睡眠"。

1. Ⅰ期，又称"入睡期"

入睡期为清醒与睡眠之间的过渡时期，一般持续几分钟，这时可被外界的声响或说话声吵醒。人体感觉昏昏欲睡，大脑和全身肌肉逐渐放松，思维开始漫游，眼球左右转动，心跳和呼吸频率轻度下降，脑电波出现一些不规则波形并混有小振幅波。

2. Ⅱ期，又称"浅睡期"

在这个阶段，大脑活动变慢，眼睑缓慢睁开和闭合，眼球停止转动，体温降低，呼吸规律。浅睡期持续10—20分钟。脑电波出现"睡眠锭"。"睡眠锭"是一种特殊的脑电波，具体表现为脑电波突然出现大幅剧烈震荡，此时可能伴随身体局部肌肉的突然抽动。哈佛大学医学院睡眠医学系的一项研究表明，脑电波中"睡眠锭"出现的频率越高，个体抵御外界干扰保持睡眠的能力越强，相应地睡眠质量也越好。

3. Ⅲ期，又称"中度睡眠期"

在这个阶段，肌肉完全放松，生命体征下降，睡眠加深，不被感觉刺激干扰，需要巨大的声响才能被唤醒。中度睡眠期持续15—30分钟。脑电波的频率会继续降低，波幅变大。

4. Ⅳ期，又称"深度睡眠期"

在这个阶段，人的全身完全松弛，很难被唤醒。人体分泌大量生长激素，促进体内合成作用，减少蛋白质分解，加速受损组织的愈合。深度睡眠期对于软骨组织和肌肉组织的生长非常重要，持续15—30分钟。脑电波处于最低频率。

（二）快波睡眠

快波睡眠占成年人睡眠的20%，每次持续时间的长短因人而异。第一次快速眼动持续 5—10 分钟，之后加长，最后一次快波睡眠可长达 40 分钟。当人处于这个阶段时，四肢肌肉临时性"瘫痪"，几乎完全松弛，可有间断的阵发性表现，如心率加快、血压升高，伴随眼睛左右快速地移动，因此被称为"快速眼动睡眠"。此时人体脑部高度活跃，脑组织代谢升高，脑电波跟人体在清醒状态时很相似，出现高频率、低波幅的脑电波，呼吸变快、变浅。这个时期常伴有梦境且醒后能记起，此阶段对精神和情绪的恢复最为重要。

二、睡眠对健康的重要性

睡眠对健康的重要性主要表现在以下几个方面：

（一）消除疲劳

在睡眠期间，胃肠道及其他有关脏器能够合成并制造人体需要的能量物质，供机体活动时使用。此外，人体活动减少，机体基础代谢降低，可以保存体力，有利于体力的恢复。

（二）保护大脑

人体在睡眠状态下，大脑耗氧量减少，有利于脑细胞能量储存，使疲劳的神经细胞恢复正常的生理功能。

（三）增强免疫力

当人体处于睡眠状态时，免疫系统活跃，各组织器官的自我康复加快，能加速产生抗体。人通过免疫反应将入侵身体的各种抗原物质清除，从而保护自身健康。

（四）延缓机体衰退

人在处于睡眠状态时，身体内一切生理活动都会减缓，机体得到休整与恢复的机会。如果长时间没有充足的高效睡眠，轻者会出现头晕、眼花、耳鸣等神经系统功能紊乱和机体免疫功能下降等一系列早衰反应，重者可导致突然死亡。

（五）有利于展现良好的精神面貌

拥有充足、高效的睡眠会使人精力充沛、心情愉悦、思维敏捷、工作效率提高。睡眠不足则可导致精神萎靡、烦躁、注意力不集中、记忆力减退等。长期有睡眠障碍或睡眠不足还可能诱发精神疾病，如抑郁症、焦虑症等。此外，机体处于睡眠状态时，皮肤的毛细血管血流加速，皮肤的新陈代谢加快，皮肤的分泌和清除作用加强，可促进皮肤的再生。

三、老年人的睡眠周期和特点

（一）老年人的睡眠周期

夜间睡眠时，先进入慢波睡眠，然后进入快波睡眠，这两种睡眠状态交替出现。成人一般交替变换 4—6 个周期，一个完整的睡眠周期一般 60—120 分钟交替一次。正常成人的一夜睡眠中，慢波睡眠 I 期占 5%—10%，II 期占 50%，III 期及 IV 期约占 20%，而快波睡眠约占 20%。其中，第一个深度睡眠期的时间是全部深度睡眠阶段里最长的，进入深夜逐渐变短；第一个快波睡眠的时间是最短的，之后变得越来越长。

从儿童期到老年期，随着生长、发育渐至衰老，快波睡眠和慢波睡眠 III 期、IV 期逐渐减少，60 岁以后基本上没有慢波睡眠 IV 期，因此夜间醒来的次数逐渐增加。人们的睡眠被中断后，将从睡眠的最初状态（慢波睡眠 I 期）开始入睡，无法回到被中断的那个睡眠阶段。老年人如果在睡眠过程中经常被中断，那么将无法获得足够的深度睡眠和快速眼动睡眠，睡眠质量将大大下降。所以，在对老年人进行睡眠照料时，护理人员应充分了解睡眠的规律及特点，评估老年人的睡眠需求以及影响睡眠的因素，从而提高老年人的睡眠质量。

（二）老年人的睡眠特点

老年人相对青年人而言，由于生理、病理等原因，睡眠质量会有所下降，具体有如下特点：

1. 睡眠时间极短

刘连启等的研究表明，老年人每晚睡眠时间一般为 7 小时 10 分钟。钱慧忠等调查发现，65 岁以上的老年人的就寝时间平均为 9 小时，但实际睡眠时间平均约为 7 小时。

2. 夜间易受内外因素的干扰，睡眠断断续续

国外学者 Maggi 等通过对 2398 位老年人睡眠情况的调查发现，夜间易醒是

老年人最主要的睡眠问题。

3. 浅睡眠时间占比增多，深睡眠时间占比减少

65 岁左右的老年人的深度睡眠期约占睡眠时间的 10% 以下，75 岁左右的老年人的深度睡眠基本消失。

4. 容易早醒，睡眠趋向早睡早起

国外学者 Ancoli-Israel 认为，老年人由于生理上的原因，倾向于早睡早起。刘连启等的研究也证明了以上观点。同时，随着年龄的增加，老年人的睡眠呈现上床时间提早、入睡时间延长的趋势。

5. 睡眠在昼夜之间重新分布

老年人夜间睡眠时间减少，白天睡眠时间增多。

6. 老年人对睡眠—觉醒各阶段转变的耐受力较差

人在跨时区高速飞行后，生理节律破坏较明显，一般需要 3—5 天才能够重新修复生理节律，而老年人需要经过更长时间才能适应新时区的昼夜时间。

四、睡眠障碍的定义

睡眠障碍是老年人常见的问题之一，是威胁老年人身心健康的重要因素。长期、反复的睡眠障碍会影响老年人原发病的治疗和康复，加重或诱发某些躯体疾病。

睡眠障碍是指个体或由于心理和环境因素的影响，或由于各种精神疾病、神经系统疾病、躯体疾病的影响，或由于各种药物和精神活性物质的影响，产生的睡眠发动和维持障碍、过度睡眠障碍、睡眠觉醒节律障碍以及特定睡眠阶段各种有关的功能障碍的总称。目前，睡眠障碍逐渐成为举世瞩目的公共卫生与社会问题。

五、老年人常见的睡眠障碍

睡眠障碍可以分为睡眠时间不足型、睡眠呼吸暂停型、昼夜颠倒型和夜游症型，其中常见的是睡眠时间不足型。所谓睡眠时间不足型（亦称失眠症），是指维持健康所需的睡眠时间严重减少，致使老年人常处于苦恼和不安的状态。睡眠时间不足型按照持续时间可以分为以下三类：

（一）一过性不眠

一过性不眠又称临时性失眠，是一种持续一段时间后可自行缓解的睡眠障碍，主要表现为入睡困难，睡眠不深，以及频繁觉醒、早醒、多梦等。

（二）短期不眠

短期不眠一般持续几周，存在比较严重的精神抑制，多由工作或生活上的精神负担引起。

（三）长期不眠

长期不眠一般持续一个月以上，分为精神生理性不眠、身体疾患伴随性不眠（睡眠呼吸暂停综合征、高血压、心脏病等）、精神疾患伴随性不眠（神经疲劳、抑郁症、精神分裂等）、酒精和药物引起的不眠、与时间节律错乱相关的不眠等。

第二节　睡眠障碍的影响因素

睡眠作为生命所必需的过程，是机体复原、整合和巩固记忆的重要环节，是健康不可缺少的组成部分。睡眠障碍的主要表现包括入睡困难、睡眠不深、易惊醒、早醒、多梦、醒后疲乏或缺乏清醒感、白天嗜睡等。失眠可引起焦虑、抑郁或恐惧心理，并导致精神活动效率下降。社会及个人行为均会对老年人的睡眠质量产生影响，其中包括机体正常的衰老，心理、环境因素或相关疾病，还可能是多种因素联合作用的结果。

一、生理因素

随着年龄的增长，老年人的夜间睡眠时间减少（慢波睡眠和快波睡眠Ⅲ期、Ⅳ期减少），睡眠过程中易醒，入睡时间延长。这些可能与内分泌变化、夜尿等相关。

二、心理社会因素

多种心理社会因素会对老年人的睡眠质量产生影响。例如，对退休生活的不适应、经济压力、疾病困扰等会给老年人造成很大的压力，成为影响老年人睡眠质量的重要原因。另外，人际关系紧张、孤独感较强、社会支持度低、对生活满意度低的老年人的睡眠质量也较差。

三、病理因素

老年人机体功能下降，易患多种疾病。疾病是影响老年人睡眠质量的重要因素，几乎所有的疾病都会影响老年人的睡眠质量，如脑血管疾病、阿尔茨海默病、糖尿病、冠心病、肿瘤、泌尿系统疾病和肺气肿等。身体疾病造成的疼痛、不适、发热、心悸、尿频等都会对睡眠质量产生影响，导致老年人睡眠状态紊乱。此外，各种精神疾病也会导致睡眠障碍，如抑郁症、焦虑症、精神分裂症等。

四、个人习惯

睡前的一些习惯会影响老年人的睡眠质量，例如打扫卧室卫生、抽烟、进行剧烈运动、饮水过多、进食过饱、观看恐怖电影、情绪发生剧烈变化等。此外，有些老年人午睡时间较长，这也容易影响他们夜间的正常睡眠。

五、药物因素

一些老年人身患数种疾病，需要长期进行药物治疗，而有一部分药物会对睡眠产生影响。例如，镇静催眠药短期内可促进睡眠，但若长期服用，机体会对药物产生耐受性，一旦停药，会引起一系列精神和躯体症状，如兴奋、不安、失眠等，加重原有的睡眠障碍。

六、食物因素

浓茶、咖啡等含有咖啡因，能够刺激神经，使人兴奋而难以入睡，即使入睡也易中途醒来，因此睡前 4—5 小时最好不要饮用。

七、环境因素

老年人往往习惯熟悉的生活环境，当环境发生改变时，睡眠也会受到影响。养老机构与老年人原来的家庭生活环境不同，对于新入住的老年人而言，新的环境可能对其睡眠产生较为严重的影响。此外，环境中的通风、温度、噪声、光线等也会影响睡眠，如习惯关灯睡觉的老年人会因为外面走廊上亮着的灯而入睡困难，关闭窗门会让一些老年人感觉窒息而入睡困难。

第三节　睡眠障碍的后果

当睡眠障碍反复发生时，老年人会产生恐惧、紧张的心理，并且过分关注失眠的不良后果，这样就形成了一个恶性循环，使睡眠障碍问题持续存在。有长期睡眠障碍的老年人在卧床准备就寝后，常会感到紧张、焦虑、担心或抑郁，无法平静，不由自主地考虑如何得到充足的睡眠、个人问题、健康状况，并试图以服药来缓解自己的紧张情绪。经常睡眠不足、多梦的人患上消化系统疾病、高血压、冠心病、糖尿病等严重躯体疾病的概率比睡眠正常的人更大。

一、对身体机能的影响

（一）加速机体衰老

长期睡眠不足容易造成脑神经衰弱，同时体内的器官因无法获得适度的休息而过度消耗，身体功能衰退，在人体外观上呈现未老先衰的现象，如黑眼圈、皮肤晦暗、皮肤粗糙、皱纹、头发枯萎易脱、精神萎靡、头昏心悸、腰膝酸软、易寒易热、容易感冒、慢性感染等。

（二）破坏记忆力

睡眠障碍患者常伴有记忆力减退，做事丢三落四，忘记物品的存放地方，想不起来熟人的名字，上课的内容记不住，看完书后没什么印象。当长期失眠或失眠症状严重时，他们就会出现健忘症状。这主要是由于脑神经衰弱，大脑长期处于弱兴奋状态，导致精神疲惫、情绪低落或忧郁、注意力不集中。

（三）降低体力活动水平

睡眠质量是影响老年人体力活动水平的重要因素。睡眠质量差的老年人的体力活动水平明显下降。睡眠时间过短及早醒可增加老年人的疲劳，表现为步速慢、握力下降、耐力下降、活动减少等。

（四）其他

除了躯体方面的疾病，睡眠障碍还会诱发抑郁症、焦虑症等严重的精神疾病。一项通过对失眠和非失眠两组人群进行长达 40 年的随访调查结果显示，失眠的人患抑郁症的概率是睡眠正常者的 3 倍。此外，长期失眠的人或多或少会对夜间的睡眠产生焦虑、恐惧心理，长期下去，患上焦虑症的概率就会大大增加。

二、对原发疾病的影响

睡眠不足不仅仅带来第二天的精神萎靡、眼睛浮肿、头昏胀痛、食欲不振等症状，从长远看，还会导致各种心身疾病，如肥胖病、高血压、心脑血管硬化、恶性肿瘤、支气管哮喘、溃疡病、糖尿病和性功能障碍等。研究发现，睡眠缺乏可使胰岛素的敏感性降低 40%，长此以往，会增加肥胖、患高血压和糖尿病的风险。长期睡眠不足的人，心脏病发作的概率可能是普通人的两倍。在一些心理门诊里，有 90% 的患者因为睡眠障碍而引起精神疾患。

第四节　睡眠的观察要点及评估

一、老年人睡眠的观察要点

老年人睡眠的观察要点包括以下三项：

（一）一般睡眠状况

一般睡眠状况的观察要点包括入睡时间、觉醒时间及次数、总睡眠时间、睡眠质量等。

（二）异常睡眠状况

异常睡眠状况表现为入睡困难、不能维持睡眠、昼夜颠倒、睡眠呼吸暂停、夜间阵发性呼吸困难、嗜睡等。

（三）异常睡眠记录内容

异常睡眠记录内容包括床号、姓名、睡眠的一般情况（入睡时间、觉醒时间及次数、总睡眠时间、睡眠质量等）、老年人主诉、异常睡眠的表现、有无采取助眠措施等。

二、老年人睡眠相关评估工具

睡眠状况的评估有助于了解病情变化和对疗效做出评价。临床各科老年人都可能并存睡眠障碍，各科疾病本身也可能并发睡眠障碍。高血压、脑卒中、肿瘤晚期、外科术后、肾脏疾病晚期等住院老年人的睡眠质量较差。护理人员通过对睡眠状况的评估，可以扩大观察病情的眼界，开阔分析病情的思路，全面了解和掌握病情变化，及时对医疗护理的疗效做出评价，促进医疗与护理质量的提高。如通过 24 小时动态血压监测，从睡眠的角度了解老年人血压波动的原因，以及所用降压药物的疗效与睡眠状况的改善是否有直接联系，等等。

对睡眠状况的评估包括四类。（1）睡眠史。向老年人或其家庭成员了解他们睡眠—觉醒周期、睡眠障碍的性质、严重程度、白天后果及病程。（2）临床心理学评估。采用精神病学筛查量表，如简明症状量表、贝克抑郁量表等检查老年人是否存在精神障碍的共病，对心理症状和情绪进行监测及量化等。（3）睡眠日记和睡眠问卷。睡眠日记监测是最实用、最经济和应用最广泛的睡眠评估方法之一，通过追踪老年人较长时间内的睡眠模式，更准确地了解到老年人的睡眠情况。睡眠问卷主要用于全面评估睡眠质量、睡眠特征和行为以及与睡眠相关的症状和态度。目前较常使用的有匹兹堡睡眠质量指数量表、阿森斯失眠量表等。

（4）多导睡眠仪检查。该检查可对睡眠阶段进行连续监测，同时还可监测心功能、呼吸、血氧水平、眼球活动度和腿部运动等，可获得可靠的睡眠周期和频率的信息，但对原发性失眠和因睡眠环境改变引起的继发性失眠的可行性较差。多导睡眠仪检查不仅提供了一个评估睡眠和觉醒状态的方法，而且可以识别睡眠时发生的异常生理事件，为睡眠障碍的诊断、分类和鉴别提供客观依据，也为选择治疗方法以及评价治疗效果提供重要的参考信息。

目前我国尚未形成睡眠医学专科培训，睡眠监测等专业检查手段也未得到广泛普及，特别是对于广大基层医院而言，这些症状无形中加大了睡眠疾病筛查难度。面对这种情况，选择并使用适当的量表来筛查、评估睡眠障碍不失为一种应对方法。常用的睡眠评估问卷如下：

（一）匹兹堡睡眠质量指数量表

匹兹堡睡眠质量指数量表（Pittsburgh Sleep Quality Index，PSQI）用于全面、客观地评价调查对象的睡眠质量，因其简单易用，与多导睡眠脑电图测试结果有较高的相关性，现已成为国内外精神科临床评定的常用量表（见表6-1）。量表通过调查被试过去1个月中多数白天和晚上的睡眠情况了解其睡眠质量。量表由19个自评和5个他评条目组成，其中第19个自评条目和5个他评条目不参与计分，在此仅介绍参与计分的18个自评条目。

表6-1　匹兹堡睡眠质量指数量表

1. 近1个月，通常晚上_____点上床
2. 近1个月，从上床到入睡通常需要_____分钟
3. 近1个月，通常早上_____点起床
4. 近1个月，每夜通常实际睡眠_____小时（不等于卧床时间）
5. 近1个月，因下列情况影响睡眠而烦恼的频率：
（1）入睡困难（30分钟内不能入睡）：A. 无；B. ＜1次/周；C.1—2次/周；D. ≥3次/周
（2）夜间易醒或早醒：A. 无；B. ＜1次/周；C.1—2次/周；D. ≥3次/周
（3）夜间去厕所：A. 无；B. ＜1次/周；C.1—2次/周；D. ≥3次/周
（4）呼吸不畅：A. 无；B. ＜1次/周；C.1—2次/周；D. ≥3次/周

（5）咳嗽或鼾声高：A. 无；B. < 1 次 / 周；C.1—2 次 / 周；D. ≥ 3 次 / 周
（6）感觉冷：A. 无；B. < 1 次 / 周；C.1—2 次 / 周；D. ≥ 3 次 / 周
（7）感觉热：A. 无；B. < 1 次 / 周；C.1—2 次 / 周；D. ≥ 3 次 / 周
（8）做噩梦：A. 无；B. < 1 次 / 周；C.1—2 次 / 周；D. ≥ 3 次 / 周
（9）疼痛不适：A. 无；B. < 1 次 / 周；C.1—2 次 / 周；D. ≥ 3 次 / 周
（10）其他影响睡眠的事情：A. 无；B. < 1 次 / 周；C.1—2 次 / 周；D. ≥ 3 次 / 周
如有，请说明：
6. 近 1 个月，总的来说，您认为自己的睡眠质量：（1）很好；（2）较好；（3）较差；（4）很差
7. 近 1 个月，您用药物催眠的情况：（1）无；（2）< 1 次 / 周；（3）1—2 次 / 周；（4）≥ 3 次 / 周
8. 近 1 个月，您常感到困倦吗：（1）无；（2）< 1 次 / 周；（3）1—2 次 / 周；（4）≥ 3 次 / 周
9. 近 1 个月，您做事情的精力不足吗：（1）没有；（2）偶尔有；（3）有时有；（4）经常有

18 个参与计分的条目可以组成 7 个维度，每个条目按 0 分、1 分、2 分、3 分计分，各维度累计得分为 PSQI 总分，总分范围为 0—21 分，得分越高，表示睡眠质量越差。各维度的含义及计分方法如下：

1. 睡眠质量维度

根据条目 6 的应答计分，很好计 0 分，较好计 1 分，较差计 2 分，很差计 3 分。

2. 入睡时间维度

（1）条目 2 的入睡时间为 15 分钟计 0 分，16—30 分钟计 1 分，31—60 分钟计 2 分，60 分钟计 3 分。

（2）条目 5a 无入睡困难计 0 分，< 1 周 / 次计 1 分，1—2 周 / 次计 2 分，≥ 3 周 / 次计 3 分。

（3）累加条目 2 和 5a 的得分，若累加分为 0 分计 0 分，1—2 分计 1 分，3—4 分计 2 分，5—6 分计 3 分。

3. 睡眠时间维度

根据条目 4 的应答计分，实际睡眠 > 7 小时计 0 分，6—7 小时计 1 分，5—6 小时计 2 分，< 5 小时计 3 分。

4. 睡眠效率维度

（1）床上时间 = 条目 3（起床时间）- 条目 1（上床时间）

（2）睡眠效率 = 条目 4（睡眠时间）/ 床上时间 × 100%

（3）睡眠效率计分，睡眠效率 > 85% 计 0 分，75%—84% 计 1 分，65%—74% 计 2 分，< 65% 计 3 分。

5. 睡眠障碍维度

条目 5b—5j 的计分标准为无计 0 分，< 1 周 / 次计 1 分，1—2 周 / 次计 2 分，≥ 3 周 / 次计 3 分。累加条目 5b—5j 的计分，若累加分为 0 分，则睡眠障碍维度计 0 分；1—9 分计 1 分；10—18 分计 2 分；19—27 分计 3 分。

6. 催眠药物维度

根据条目 7 的应答计分，无计 0 分，< 1 周 / 次计 1 分，1—2 周 / 次计 2 分，≥ 3 周 / 次计 3 分。

7. 日间功能障碍维度

（1）根据条目 8 的应答计分，无计 0 分，< 1 周 / 次计 1 分，1—2 周 / 次计 2 分，≥ 3 周 / 次计 3 分。

（2）根据条目 9 的应答计分，没有计 0 分，偶尔有计 1 分，有时有计 2 分，经常有计 3 分。

（3）累加条目 8 和 9 的得分，若累加分为 0 分，则日间功能障碍维度计 0 分；1—2 分计 1 分；3—4 分计 2 分；5—6 分计 3 分。

评价等级：

0—5 分，睡眠质量很好；6—10 分，睡眠质量还行；11—15 分，睡眠质量一般；16—21 分，睡眠质量很差。

（二）阿森斯失眠量表

阿森斯失眠量表（Athens Insomnia Scale，AIS）是以对睡眠的主观感受为主要评定内容，主要用于受试者睡眠困难的自评，让受试者评价上个月中每周至少经历 3 次以上的情况，并让其选择符合情况的选项的常用量表（见表 6-2）。量表共 8 个条目，每个条目从无到严重分为 0 分、1 分、2 分、3 分四级评分，方法简便，简明易用。结果判定：0—3 分为无睡眠障碍，4—5 分可能有睡眠障碍，6 分以上存在失眠，患者得分越高，睡眠质量越差。

表 6-2　阿森斯失眠量表

自 测 条 目	0分	1分	2分	3分
1. 入睡时间（关灯后到睡着的时间）	没问题	轻微延迟	显著延迟	延迟严重或没有睡觉
2. 夜间苏醒	没问题	轻微影响	显著影响	严重影响或没有睡觉
3. 比期望的时间早醒	没问题	轻微提早	显著提早	严重提早或没有睡觉
4. 总睡眠时间	足够	轻微不足	显著不足	严重不足或没有睡觉
5. 总睡眠质量（无论睡多久）	满意	轻微不满	显著不满	严重不满或没有睡觉
6. 白天情绪	正常	轻微低落	显著低落	严重低落
7. 白天身体功能（体力或精神）	足够	轻微影响	显著影响	严重影响
8. 白天思睡	无思睡	轻微思睡	显著思睡	严重思睡

（三）失眠严重程度指数量表

失眠严重程度指数量表（Insomnia Severity Index，ISI）是由 7 个条目组成的自评量表（见表 6-3），较多用于失眠筛查、评估失眠的治疗反应。每个问题有 0—4 五个选项，分别赋分 0 分、1 分、2 分、3 分、4 分，总分 28 分。0—7 分无失眠，8—14 分轻度失眠，15—21 分中度失眠，22—28 分重度失眠。ISI 适用于评价两周内的睡眠情况。

表 6-3　失眠严重程度指数量表

	无	轻度	中度	重度	极重度
1. 入睡困难	无	轻度	中度	重度	极重度
2. 睡眠维持困难	无	轻度	中度	重度	极重度
3. 早醒	无	轻度	中度	重度	极重度

4. 对您目前的睡眠模式的满意程度如何	非常满意	满意	不太满意	不满意	非常不满意
5. 您认为失眠在多大程度上影响了您的日常功能	无	轻度	中度	重度	极重度
6. 失眠问题影响了您的生活质量，您觉得在别人眼中您的失眠情况如何	无	轻度	中度	重度	极重度
7. 您对目前的睡眠问题的担心／痛苦程度如何	无	轻度	中度	重度	极重度

（四）睡眠信念与态度量表

睡眠信念与态度量表（Dysfunctional Beliefs and Attitudes about Sleep，DBAS）有 30 个项目和 16 个项目两个版本，DBAS-16 使用相对较多（见表 6-4）。该量表主要用于评价与睡眠相关的认知情况，是针对错误睡眠观念的自我评价，包括四个方面的内容，即对失眠造成影响的认识、对失眠的担忧、对睡眠的期待、用药情况。针对量表中的观点，被试以视觉量表的形式做出评价。在量表中标有 0—10 这 11 个数字，用于评估患者对睡眠及失眠后果等的错误观念或行为的认知程度。0 表示强烈不同意，10 表示强烈同意。得分高者表示存在相应错误信念或行为，失眠慢性化的风险较高。

表 6-4　睡眠信念与态度量表

内　　　　容	0	1	2	3	4	5	6	7	8	9	10
1. 我需要 8 小时的睡眠，白天才能精力充沛，工作正常											
2. 如果晚上没获得充足的睡眠，我需要通过第二天打盹或晚上睡更长时间来补足											
3. 我知道长期失眠会对我的健康产生严重的影响											
4. 我担心自己会失去对睡眠的控制力											

续表

内　　　容	0	1	2	3	4	5	6	7	8	9	10
5. 如果晚上没睡好，我知道会妨碍到我日间的活动											
6. 为了在白天精力集中，我认为与其晚上睡不好，不如服用促睡眠药物											
7. 当我在日间容易沮丧、焦虑和愤怒，通常是因为我前一天晚上没有睡好											
8. 当我晚上睡不好，我知道这会影响我一整周的睡眠时间表											
9. 如果没有充足适当的睡眠，我第二天无法正常工作和学习											
10. 我从来无法预测自己是否能有一个好睡眠											
11. 我无法应对被干扰的睡眠带来的负面影响											
12. 当我白天感到疲劳，没有力气或状态不好，通常是因为我前一天晚上没有睡好											
13. 我认为失眠本质上是体内化学环境失调造成的											
14. 我觉得失眠正破坏我享受生活的能力，并妨碍到我做自己想做的事											
15. 药物治疗很可能是解决失眠的唯一方法											
16. 在睡眠不好后，我会逃避或放弃社会和家庭责任											

（五）Epworth 嗜睡量表

Epworth 嗜睡量表（Epworth Sleepiness Scale，ESS），又称 Epworth 日间多睡量表，由 Johns MW 编制用来评定白天过度瞌睡状态（见表 6-5）。此表是通过 Epworth 嗜睡量表对嗜睡做出半客观的评定，0 分表示从不打瞌睡，1 分表示轻度可能打瞌睡，2 分表示中度可能打瞌睡，3 分表示很可能打瞌睡。评分 > 6 分表示有瞌睡，> 11 分表示过度瞌睡，> 16 分表示有危险性的瞌睡。

表 6-5　Epworth 嗜睡量表

情　　况	打瞌睡的可能			
坐着阅读书刊	0	1	2	3
看电视	0	1	2	3
在公共场所坐着不动（例如在剧场或开会）	0	1	2	3
作为乘客在汽车中坐 1 小时	0	1	2	3
在环境许可时，下午躺下休息	0	1	2	3
坐下与人谈话	0	1	2	3
午餐不喝酒，餐后安静地坐着	0	1	2	3
遇堵车时停车数分钟	0	1	2	3

（六）斯坦福嗜睡量表

斯坦福嗜睡量表（Stanford Sleepiness Scale，SSS）是自我评估嗜睡的标准方法（见表 6-6）。被试选择 7 个陈述中的 1 个来评估自己目前的状态。SSS 的优点在于操作简单并可反复进行。SSS 是为某一时间点提供量化指标的自评量表，反映的是被试的困倦程度。针对日前的困倦程度，从 1—7 中做出选择，其中 1 代表充满活力，清醒和警觉程度最高；7 代表已经不能抵抗困意，马上就能睡着。

表 6-6　斯坦福嗜睡量表

下面这些问题将有助于了解您是否犯困以及白天的精力如何。请在一天的不同时间（9:00、15:00、21:00）记录您的自我感受，标出您自觉嗜睡的程度。

编号	量　表　陈　述
1	感觉有活力、有生机、警觉、清醒
2	处于高水平的功能状态，但非顶峰状态，能够集中注意力
3	松弛、清醒，没有处于完全的警觉状态，有响应
4	有点模糊，不处于顶峰状态，松懈
5	模糊，开始丧失保持清醒的兴趣，行为缓慢
6	嗜睡，喜欢躺下，抗拒睡眠，糊涂
7	总在幻想，快速入睡，放弃保持清醒

（七）柏林量表

柏林量表（Berlin Questionnaire）用于对睡眠呼吸暂停的筛查（见表 6-7）。量表共有 9 个问题，涵盖三方面内容，即打鼾、白天过度嗜睡和高血压 / 肥胖情况。每个问题的不同选项有相应的分值，根据三方面的得分情况给出高风险和低风险两类结果。第一部分包括问题 1—5，如果对第 1 题回答"是"得 1 分，如果对第 2 题回答"C"或者"D"得 1 分，如果对第 3 题回答"A"或者"B"得 1 分，如果对第 4 题回答"A"得 1 分，如果对第 5 题回答"A"或者"B"得 2 分，将所得分数相加，总分≥2 分，说明第一部分是阳性的。第二部分包括问题 6—8，如果对第 6 题回答"A"或者"B"得 1 分，如果对第 7 题回答"A"或者"B"得 1 分，如果对第 8 题回答"A"得 1 分，将所得分数相加，总分≥2 分，说明第二部分是阳性的。第三部分，如果第 9 题的回答是"有"或者身体质量指数大于 30，则第三部分是阳性的。结果判定：两个及以上阳性，高风险的存在睡眠呼吸暂停；仅有 1 个阳性或没有阳性，低风险的存在睡眠呼吸暂停。

表 6-7　柏林量表

第一部分
1. 您睡觉打呼噜吗?（如果不打呼噜，第 2、3、4 题不必回答）A. 有；B. 没有；C. 不知道
2. 如果您睡觉打呼噜，您的鼾声有多响亮？A. 比正常呼吸时响；B. 同说话声一样响；C. 比说话声更响；D. 非常响，其他房间都能听到；E. 不知道
3. 您打呼噜的次数多吗？A. 几乎每天；B. 一周 3—4 次；C. 一周 1—2 次；D. 一个月 1—2 次；E. 没有或几乎没有 / 不知道
4. 您的鼾声影响其他人吗？A. 是的；B. 不影响；C. 不知道
5. 在您睡觉时，您的爱人、家属或朋友注意到您有呼吸间歇 / 停止现象吗？A. 几乎每天都有；B. 一周 3—4 次；C. 一个月 1—2 次；D. 一周 1—2 次；E. 没有或几乎没有 / 不知道
第二部分
6. 您早晨醒来后感觉睡觉不解乏吗？A. 几乎每天都有；B. 一周 3—4 次；C. 一个月 1—2 次；D. 一周 1—2 次；E. 没有或几乎没有 / 不知道
7. 白天您还会有疲劳、乏力或精力不够吗？A. 几乎每天都有；B. 一周 3—4 次；C. 一个月 1—2 次；D. 一周 1—2 次；E. 没有或几乎没有 / 不知道

续表

8. 您晨起的时候头痛吗？A. 几乎每天都有；B. 一周3—4次；C. 一周1—2次；D. 一个月1—2次；E. 没有或几乎没有 / 不知道
<div align="center">第三部分</div>
9. 您有高血压吗？A. 有；B. 没有 / 不知道
您的 BMI（身体质量指数）_____ $BMI = \dfrac{体重}{身高^2}$
体重单位为千克（kg），身高单位为米（m）
BMI 是国际上常用的衡量人体肥胖程度和是否健康的重要标准，主要用于统计分析

第五节　促进睡眠的有效措施

睡眠是维持生命极其重要的生理功能，对人体必不可少。因此，必须对睡眠障碍予以足够重视，采取对应的防范措施。

一、创造良好的睡眠环境与个人睡眠习惯

护理人员通过调节室内的温度、湿度、光线、声音等为老年人提供舒适的睡眠环境。

（一）调节室内温度、湿度

一般夏季适宜的室内温度为 25—28 ℃，冬季为 18—22 ℃，相对湿度为50%—60%。

（二）调节光线

强光会通过视网膜、视神经刺激大脑引起兴奋，从而使人感到心神不安，难以入睡。因此，床铺宜设在室中幽暗的角落，或用屏风将其与活动场所隔开。卧室内选择深色窗帘，睡前拉上窗帘，关闭照明灯，可根据需要打开洗手间的灯，避免光线直接照射老年人眼部而影响睡眠。

（三）保持环境安静

噪声对睡眠质量的影响非常大。当外界噪声超过 40 分贝时，睡眠就会受到

影响。嘈杂的环境使人的心情无法宁静而难以入眠。护理人员应减少门窗、桌椅等的撞击声，必要时在门和椅脚上钉上橡胶。护理工作应尽量安排在白天，避开老年人的睡眠时间。在护理过程中，护理人员尽量做到"四轻"，即说话轻、走路轻、开关门轻、操作轻。

（四）保持室内环境卫生

室内白天应保证阳光充足，空气流通和清新，尿、便、呕吐物等应及时清除，坐便器、痰盂等要及时清洗。

（五）适宜的床铺和寝具

床的长度一定要超过老年人身高 20—30 厘米，宽度以比老年人身宽 30—40 厘米为宜。比较适合老年人的床铺是平板床，上面再铺以 10 厘米厚的棉垫。枕头以宽 15—20 厘米、高 6—8 厘米为宜。枕头过高，无论是仰卧还是侧卧，都会使颈椎的正常生理曲度改变，易引起"落枕"；枕头过低，脑部血液增多，使头部血管充血，头部有发胀的感觉。枕头内的填充物应质地柔软、重量轻、透气性好。

（六）良好的睡眠习惯

根据习惯做好就寝前的准备，如睡前淋浴、温水泡脚、背部按摩、阅读书报、听广播、喝热牛奶或热饮料、做好保健操、放松练习等。要保持正确的睡眠姿势，右侧卧位有利于血液循环；仰卧时，不要把手放在胸前；左侧卧位不符合人体结构特点，容易对心脏形成压迫。

睡前不宜吃得过饱、饮水过多、喝浓茶和咖啡、从事过度紧张的脑力活动、进行剧烈的体育活动、看情节惊险的影视剧或小说、讨论有争议的家务事等。

（七）行为疗法

失眠的行为疗法多种多样，如松弛疗法，可通过身心的松弛促使自律神经活动向有利于睡眠的方向转化，并促使警惕水平下降，从而诱导睡眠的发生。常用的松弛疗法有进行性松弛训练、自身控制训练、生物反馈疗法、沉思训练等。

二、提高老年人身体舒适度

（一）帮助老年人做好个人卫生

护理人员应协助老年人认真清洁口腔、脸部、手部、会阴部和臀部等，帮助老年人排空大小便，保证老年人身体清爽、舒适。对夜间多尿的老年人，最好选择离厕所较近的卧室，或者为其准备轻便的移动式便器。

（二）帮老年人更衣，整理好床铺，铺好被子

老年人被褥需根据季节进行增减，被内温度以 32—34 ℃为宜。必要时，睡前用热水袋温暖被褥。为防止低温烫伤，睡前应取出热水袋。

（三）帮助老年人采取舒适的卧位和正确的睡姿

有心脏疾患的老年人更应选择右侧卧，以免心脏受压而增加发病概率。肺病患者除垫高枕头外，还要经常变换睡姿，以利于痰液的排出。

（四）其他

检查并处理身体各部位的引流管、伤口、敷料等可能引起不舒适的问题。老年睡眠障碍常与躯体疾病或精神障碍相伴发生，因此治疗原发疾病更为重要。若发现老年人有身体不适，如疼痛、胸闷、气喘等异常情况，护理人员应及时报告医生，以帮助老年人缓解身体不适。

三、睡眠干预措施

在老年失眠人群中，有部分完全是由于睡眠认知偏差导致失眠，有的还因此导致失眠加重。护理人员应向老年人宣教睡眠相关知识，帮助其改正对睡眠的错误认知，重塑正确和理性的认知观念。

当所有促进睡眠的方法均无效时，可服用镇静催眠药或抗精神病类药物。需要注意的是，老年人肝肾功能减退，对药物的吸收与代谢速度减慢，更容易蓄积中毒。应告知老年人遵医嘱服药的重要性，避免私自停药或改变药量，可以提高药物治疗的有效性、安全性及依从性。治疗睡眠障碍的理想药物应能迅速导眠，维持足够睡眠时间，提高睡眠质量，且无宿醉反应和成瘾性。尽管催眠药可暂时

缓解睡眠障碍，但长期应用会导致依赖、作用丧失和药源性失眠。停药时还会产生反跳性失眠，表现为停止服用前几晚所服用的药物后，睡眠质量在 1—2 个晚上比治疗前还差。

四、睡眠卫生教育

睡眠卫生教育的目标是加强老年人对于相关健康习惯和环境因素对睡眠影响的认识和意识，向老年人推广更好的睡眠卫生习惯。

睡眠受饮食、锻炼、饮酒、药物滥用、噪声、光线、温度等因素影响。睡眠卫生还包括其他与睡眠不适应的行为，如睡眠安排不规律、过多的时间睡在床上、进行与睡眠不协调的活动以及不合适的睡前活动。良好的睡眠卫生知识教育和普及在睡眠障碍的治疗中起重要的作用，与其他治疗手段结合疗效更佳。

护理人员在熟练掌握专业理论、专业知识、专业技能的基础上，还需要掌握与健康教育和健康促进相关的知识和技能，指导老年人树立健康意识，养成良好的行为和生活方式。护理人员应向老年人讲解失眠的原因、性质，介绍睡眠的卫生知识等，如让老年人知道睡眠随着年龄的增长而减少属于正常生理变化，不要对睡眠有过高的期望；偶尔一个晚上睡不好，并不表示健康不佳；日间短暂打瞌睡不会影响晚间睡眠；等等。

第七章　老年人身体约束安全照护管理

身体约束最早起源于精神病医院，作为一种安全保护措施，用来控制患有精神疾病的老年人不可控的异常行为，避免其对他人及自身造成伤害。但因为身体约束在使用过程中可能存在滥用、失控甚至虐待等行为，同时也忽视了被约束者的人身自由、人格尊严、生命健康、知情同意等权益，所以对患有精神疾病的老年人实施身体约束一直存在争议。自 2013 年 5 月 1 日起，我国实施《中华人民共和国精神卫生法》，明确了身体约束的使用场景与使用规定。

实际上，身体约束除了在上述场景中供医护人员使用外，在普通医院和养老机构中，通常也作为一种保护性医疗措施在使用，防止意识不清或者烦躁的老年人发生自伤、伤人、坠床或非计划性拔管等意外风险。身体约束虽然降低了受约束者的意外风险，但同时也给受约束者带来了不良的身心影响。这导致一线护理人员在繁忙的照护工作中，还需要面临精神压力与道德伦理冲突。

目前，我国尚未出台与养老机构相关的身体约束评估、使用规范等政策，但其他国家对老年人进行身体约束限制的政策非常多。本章旨在探讨身体约束的使用指征、避免过度约束的策略以及使用约束用具的安全管理。

第一节　身体约束概述

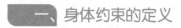

一、身体约束的定义

不管是在国内还是国外，目前身体约束的定义尚无一个通用的标准，不同研究对身体约束的界定也不相同。2017 年，澳大利亚循证卫生保健中心（Joanna Briggs Institute，JBI）更新了身体约束的概念，即"由于某种原因，通过物理或药物方法，干预老年人做出某种决定或限制其身体自由活动的行为"。原国家卫计委于 2016 年在《护理敏感质量指标实用手册》（2016 版）中将身体约束定义为："使用任何物理或机械性设备、材料或工具附加在或邻近患者的身体，患者不能轻易将其移除，限制患者的自由活动或使患者不能正常接近自己的身体。"美国医疗保险和医疗补助服务中心（Centers for Medicare and Medicaid Services，CMS）对身体约束的定义与此较为相似，即"任何采用机械或徒手的、物理的设备与材料，或者在老年人附近放置不易移动的设施，以限制老年人活动或正常运用身体的自由"。

二、身体约束在老年人群体中的使用现状

我国尚缺乏对于老年人群体身体约束使用率的大样本调查，但有文献显示，在医养结合机构中，老年人身体约束使用率较高，其影响因素复杂且缺乏相关规范与流程。是否对老年人进行约束大多由护理人员凭主观判断决定，仅 18.8% 的身体约束由医生开具医嘱。文献还显示，医养结合机构中的老年人身体约束使用率为 23.9%，其中 32.3% 未签署知情同意书，85.6% 无护理约束记录。身体约束的主要工具是约束背心和手腕约束带，最主要的约束目的是防止老年人跌倒。

抛开不同数据收集方法、样本量大小等情况对老年人身体约束现状调研的影响，还有一个影响因素也很重要，那就是身体约束的定义目前没有一个国际通用的定义标准。例如，有些研究者将使用床栏列入身体约束的使用范围，但有些研究者却认为使用床栏不属于身体约束。以上这些原因导致老年人身体约束的使用情况在不同研究中存在一定的差异。

三、老年人身体约束的目的

使用护具来约束身体，限制老年人身体或身体某部位的活动，其主要目的是预防意外风险，保护老年人与他人安全，保证治疗效果。在养老机构中，老年人身体约束的目的具体包括以下三项：

（1）预防坠床或者跌倒带来的严重后果。

（2）控制认知障碍老年人较严重的精神行为症状，如自伤行为、攻击他人行为、躁动谵妄等。

（3）减少非计划性拔管和二次插管带来的痛苦，如鼻饲管、引流管、静脉输液管等。

四、老年人保护性身体约束的原则与适用范围

（一）保护性身体约束的原则

（1）身体约束有其使用指征，不能作为常规的安全防范手段使用。

（2）需由医护人员对老年人进行评估，符合使用要求时，才能对老年人进行身体约束。

（3）对进行身体约束的老年人，医护人员每8个小时需要复评一次，如果不符合使用指征，应立刻解除身体约束。

（二）保护性身体约束的适用范围

（1）处于狂躁状态、有暴力倾向、很有可能伤害到自己或他人的老年人。

（2）意识不清、躁动不安、有认知障碍的卧床老年人。

（3）有视力障碍、发生脑血管意外后身体痉挛的老年人等。

第二节　身体过度约束的后果

即使对老年人进行了身体约束，意外事件仍然会发生，并且会增加意外跌倒的概率。

一、对老年人生理和心理上的危害

（一）对老年人生理上的危害

1. 机械损伤

医护人员在对烦躁不安或意识不清的老年人进行身体约束时，老年人通常会用力挣扎，试图挣开约束具，这可能造成老年人身体组织损伤，轻则导致皮肤组

织、血管的损伤,重则可能导致脱臼、骨折、神经损伤和窒息等严重后果。另外,约束时操作不规范、松紧不恰当、约束时间过长等都可能导致上述后果。

2. 生活自理能力下降

身体约束会降低老年人的活动量,长期如此会影响老年人的自主行动能力,可能使老年人提早出现失能的情况。

3. 感染

老年人身体约束周期过长,会导致活动时间下降,活动能力减弱,进一步可能导致身体抵抗能力下降,增加皮肤软组织感染、呼吸系统或泌尿系统炎症。

4. 废用综合征

身体约束时,老年人基本上处于制动状态,这会增加压疮、深静脉血栓、肌少症、平衡障碍、认知功能减退、便秘等废用综合征发生的风险。

(二)对老年人心理上的危害

1. 侵犯人格尊严

身体约束限制了老年人的自主活动,绝大部分老年人会感觉受到束缚、不自由、不被尊重,通常表现出愤怒、恐惧、抑郁、消极等负面情绪。

2. 影响精神行为

当老年人处于不熟悉的环境中,同时被约束时,很可能影响其意识状态和精神心理状态,增加其认知行为异常或谵妄的发生概率。

3. 导致精神创伤

身体约束可能导致老年人出现精神创伤,即使在解除约束后,也经常会不由自主地回想起约束时的情景,诱发烦躁、屈辱、恐惧等各种负面情绪,影响正常生活,同时可能失去对护理人员的信任,影响后续护理工作。

(三)对老年人社会属性的危害

被约束的老年人减少了与外界的沟通互动,加上心理情绪反应,导致社交隔离和社会活动减少。被约束的老年人因行动不便且需要人照顾,往往会产生低自尊及低社会价值等,这些负面影响在一定程度上更加诱发了老年人的攻击性行为和破坏性行为，导致身体约束使用的概率增大，形成了恶性循环，影响了老年人的生活质量。

二、家属产生信任危机

一旦前期沟通工作没有做到位，老年人家属很可能对身体约束难以接受，认为照护员采取身体约束是为了减轻工作量，从而出现愤怒、悲痛的情绪，对养老机构工作人员产生怀疑，甚至出现一些不理智的冲突，造成信任危机事件。

也有研究显示，即使提前向老年人家属充分告知身体约束的必要性，在家属真切看到亲人受到身体约束时，还是会出现内疚、难过、痛苦等情绪，需要养老机构工作人员加强沟通。

除此之外，家属对老年人在身体约束期间是否舒适的关注度会有所提升，同时对意外风险的接受度会有所下降。

三、增加护理人员的心理压力

护理人员作为身体约束的主要执行者，在对老年人实施保护性身体约束的过程中，可能遇到老年人，尤其是有攻击性行为的老年人激烈反抗的情况。护理人员除了可能受伤外，还可能在精神上感到压力。有研究显示，护理人员在实施身体约束时，会陷入道德困境，产生愧疚、负罪感等情绪。

第三节　身体约束的评估和避免过度约束的策略

身体约束在控制意外风险的同时，对老年人的身心健康也产生了负面影响。目前在国际上，多国已开始采用替代措施，降低身体约束的使用率。

一、老年人身体约束的评估

（一）国内外身体约束使用指征概述

为了减少使用身体约束产生的不良后果，降低身体约束的使用率，很多国家都制定了身体约束的使用指南。这些指南中提及的决策或评估工具虽不是针对养老机构中的老年人实施的，但对规范养老机构身体约束评估及使用有一定的借鉴作用。

1. 美国

2003 年，美国医疗机构评审国际联合委员会（JCAHO）制定了"约束必要性等级技术评估"的临床指南，提出身体约束的指征有以下六点：

（1）各种原因引起的谵妄状态，一时不能用药控制其症状者。

（2）癫痫、酒精中毒所致精神障碍，一时不能控制者。

（3）治疗过程中的不合作者。

（4）其他特殊情况，如药物副作用引起老年人步态不稳，防跌伤等确需暂时保护者。

（5）极度兴奋、躁动，伴有身躯体疾患，用药一时难以控制其躁动者。

（6）有自伤、自杀、伤人、毁物、外逃等冲动行为者。为防范老年人的暴力性行为，保护老年人的安全，在万不得已的情况下，方可暂时实行保护性身体约束。

2. 英国

2004 年，英国重症监护护士协会（BACCN）发表关于身体约束的声明：

（1）身体约束必须被充分证明是正当的、适当的，只有在其他方法都无效的情况下才能使用。

（2）必须在不同专业队伍对老年人进行详细评估后，才能做出是否运用身体约束的决定。

（3）身体约束要有老年人及家属的知情同意。

（4）使用身体约束过程中，要对老年人进行持续的评估。

（5）必须对 ICU 医务人员进行相关的药物约束、身体约束、心理约束的教育、培训及资格认证。

3. 加拿大

2006 年，加拿大学者根据 ICU 危重老年人临床特征，开发了 ICU 约束决策轮及等级工具（见图 7-1）。

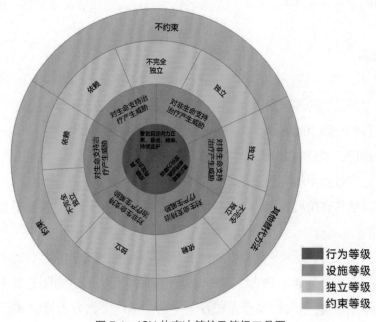

图 7-1　ICU 约束决策轮及等级工具图

该工具分别从老年人的"行为等级""设施等级""独立等级"三个维度来评估老年人所需要的"约束水平"，最后综合得出不约束、选择替代方法和使用身体约束三种决策结果。

（1）行为等级评估维度

Ⅰ级指病理生理性的或治疗性的无意识、瘫痪、清醒且定向力正常，由医务人员或其他重要人员不间断陪护；

Ⅱ级指意识模糊、有定向力障碍、单纯烦躁；

Ⅲ级指烦躁或有攻击性。

（2）设施等级评估维度

Ⅰ级指非威胁生命的治疗，包括外周静脉输液、鼻胃管、导尿管、监护导联、氧气面罩或鼻导管、单纯引流、单一的敷料、血氧饱和度探头、血压袖带、直肠造瘘袋或导管、胃造口引流、动脉导管；

Ⅱ级指威胁生命的治疗，包括颅内压监测或脑室引流管、肺动脉导管、中心静脉导管、主动脉内球囊反搏、机械通气、胸腔导管、临时起搏器、三腔两囊管、耻骨导管、静脉滴注维持血流动力学稳定的药物。

（3）独立等级评估维度

Ⅰ级指独立，包括能坐在椅子上、能负重、能平稳行走；

Ⅱ级指不完全独立，包括坐在椅子上会滑动、依靠辅助负重、步态不稳或不熟悉辅助装置、心动过缓、头晕目眩；

Ⅲ级指依赖，包括不能负重、不稳定性骨折、神经肌肉无力、生命体征不平稳。

约束等级分为约束、不约束、其他替代方法。仅当老年人行为等级、设施等级、独立等级三方面评估均对应"约束区间"时才实施约束，否则不约束或采用其他替代方法。

4. 中国

保护具是用来限制老年人身体某部位活动，以达到维护老年人安全与治疗效果的各种器具。对老年人来说，保护具的适用范围有：

（1）坠床发生概率高者，如麻醉后未清醒、意识不清、躁动不安、失明、痉挛或年老体弱者。

（2）实施某些眼科特殊手术者，如白内障摘除术后的老年人。

（3）患有精神病的老年人，如患躁狂症、自我伤害者。

（4）易发生压疮者，如长期卧床、极度消瘦、虚弱者。

（5）皮肤瘙痒者，包括全身或局部瘙痒难忍者。

5. 国外老年人身体约束使用指征

身体约束虽然是一种保护性医疗措施，但由于其不良的影响后果，目前国际上普遍提倡减少对老年人使用身体约束，养老机构需要尽量为老年人创造最少的约束环境。

（1）德国仅允许身体约束用来保证由于老年人的行为或心理状态而不能进行但确是必要的医学治疗或干预（如具有拔除输液针或尿导管的风险）等措施的

实施。

（2）澳大利亚循证卫生保健中心（JBI）对老年护理中使用身体约束提出以下建议：

① 只有潜在好处大于潜在伤害时，才能使用身体约束。

② 应该使用限制性最小的身体约束，从而保证老年人的安全。

③ 对于是否需要使用身体约束应定期审查。

④ 实施身体约束期间应做好观察。

⑤ 为护士或其他身体约束实施者提供正确约束的教育。

⑥ 不能将身体约束作为护理的常规措施。同时，对老年人使用身体约束时，应保证他们在护士可以看到的地方，以确保他们的安全。

（3）美国老年医学会（AGS）提出，身体约束适用于有严重身体功能障碍的老年人，或使用了医疗仪器设备如监护仪、血管内留置针等存在认知障碍的老年人，以及有跌倒危险的老年人或被诊断为有精神障碍的老年人。

另外，身体约束使用指征应由评估工具来衡量，如使用谵妄评估量表、认知功能评估量表、跌倒危险评估量表等评估工具，评估老年人是否存在谵妄、认知功能低下以及具有跌倒风险等使用身体约束的因素。

（二）身体约束使用指征

在使用身体约束前，应全面评估老年人的状况，包括其生理状况、心理状况及社会文化背景等，了解其发生行为异常的原因，确定并评估危险因素，确认老年人是否符合身体约束使用指征。

1. 明确身体约束使用指征

对老年人实施身体约束之前，应明确身体约束使用指征，只有潜在好处大于潜在伤害时才能使用身体约束。

2. 提高身体约束使用的规范性

（1）定期对老年人的意识、行为和身体状况进行评估。

（2）正确使用身体约束工具并采取限制性最小的身体约束。

（3）实施身体约束期间做好观察及记录。

（4）预防身体约束并发症以及及时解除身体约束等。

二、避免过度约束的策略

在老年人出现身体约束使用指征时，护理人员可以先考虑一些替代方案。在老年人的需求得到满足后，若身体约束使用指征仍然存在，护理人员再实施安全约束流程更显人性化照护理念。

但是，约束替代方案较多、较分散，并且国内缺乏对其效果的评价以及替代约束具体实施方法的相关文献研究。因此，护理人员常因不确定替代约束的效果，为避免发生意外导致纠纷而较少使用约束替代方案。

总之，实现老年人身体约束最小化实践已经成为许多国家共同努力的目标。医护人员在对老年人使用身体约束之前应该先进行准确的评估，然后再决定是否使用身体约束以及是否使用替代方法，而不是凭借自己的意愿对老年人使用身体约束，只有这样才有可能从源头减少身体约束的过度使用。

（一）满足基本生理需求

护理人员应充分评估老年人的生理需求，缓解老年人因生理问题而出现的约束指征，如调整用药以缓解药物副作用、纠正缺氧或电解质紊乱、满足饮食需求和二便需求、改善睡眠、减轻疼痛等。

（二）加强定向力

认知功能障碍会给老年人的身体和精神带来很多变化，护理人员可以评估老年人的认知情况，联合家庭照顾者，想办法协助老年人更容易地辨认空间、时间、人物，如在老年人看得见的地方布置家庭照片、放置老年人常用的物品，最好鼓励家庭成员参与到照护过程中，共同给老年人带来安全感。

（三）给予心理安慰

护理人员需要加强与有身体约束指征的老年人的沟通，包括语言沟通和非语言沟通，注重说明解释工作，及时倾听与回应老年人的不安和疑虑，安抚老年人的情绪。

同时，护理人员还可以通过一些娱乐活动分散老年人的注意力，这样可以缓解老年人的不安与躁动，如播放老年人喜欢的音乐、播放老年人喜欢的影视剧、提供抚触服务等。

（四）保障照护配比

当老年人出现身体约束指征时，护理人员常因自身照护工作繁重，选择在未尝试约束替代方案的情况下，就对老年人进行身体约束。有研究显示，某老年精神病科在增加了护士和助理护士之后，身体约束率大幅下降。但是，也有其他研究显示，普通护理人员配比的高低与身体约束率无关，而与护理专家的配比有关。虽然目前并没有参考性较高的文献报道，仍需进一步研究，但充足的护理人员是实施高质量身体约束替代方案的基础。

（五）选择约束替代工具

约束替代工具可以选择防走失电子围栏、床垫压力报警器等智慧养老产品。

第四节　身体约束的安全管理

身体约束是一个强制性的医疗过程，使用身体约束会给被约束人带来一定的风险。因此，使用身体约束时，护理人员应该规范操作，维护老年人的安全，减少不良后果。

一、约束部位的选择与约束工具的正确使用

（一）约束部位的选择

应根据老年人的病情选择合适的约束部位，约束部位常为人体的关节处，如腕部、踝部、肩关节等。

（二）约束工具的选择

1. 床挡

床挡也称为床栏，主要用于预防老年人坠床。根据不同的设计，床挡可有多种样式，常见的有多功能床挡、半自动床挡、木杆床挡等。

床挡必须两侧同时应用才能起到保护作用。治疗或护理时，可暂时拆除床

挡。操作完毕后，应随即将床挡安置稳妥，确保老年人安全。

2. 约束带

约束带主要用于保护躁动的老年人，约束失控的肢体活动。根据使用部位的不同，约束带可以分为肩部约束带、肘部约束带、膝部约束带等。

随着材料和设计的优化，约束带等保护器变得更为简便、实用。如利用尼龙搭扣代替系带，既方便又有利于分散局部的约束压力。

3. 支被架

支被架主要用于肢体瘫痪的老年人，防止盖被压迫肢体而造成足下垂、足尖压疮或其他不适，也可用于烧伤老年人采用暴露疗法需保暖时。

用铁条、木条或其他材料制成半圆形带栅栏的架子，其宽度比护理床稍窄。使用时，用架子罩着防止受压的部位，再在上方盖好被子。

（三）约束工具操作要点

1. 肢体约束法

暴露老年人腕部或者踝部，用棉垫包裹腕部或者踝部，将保护带在棉垫外打成双套结套，稍拉紧，使之不松脱，将保护带系于两侧床沿，为老年人盖好被子，并整理床单及用物。

2. 肩部约束法

暴露老年人双肩，在老年人双侧腋下垫棉垫，将保护带置于老年人双肩下，双侧分别穿过老年人腋下，在背部交叉后分别固定于床头，为老年人盖好被子，整理床单位及用物。

3. 双膝约束带

暴露老年人双侧膝部，用棉垫包裹两膝，将约束带横放两膝上，用宽带下的两头带固定一侧膝关节，然后将宽带两端系于床沿上。

二、老年人安全约束流程

（一）全面评估老年人

（1）评估老年人意识状态、心理、病情、社会及安全的需求和相关的约束史、肢体活动度、约束部位皮肤颜色和温度及完整性等。

（2）评估过程中需要考虑老年人的尊严、隐私、文化背景。

（3）评估需要使用保护具的种类、频率和开始时间。

（二）知情同意

（1）老年人有约束指征，需要进行身体约束时，须执行知情同意程序。

（2）向老年人及其家属解释身体约束的必要性、约束的方法和实施方法、可能的并发症、开始约束的时间以及可能持续的时间等，获得家属的理解和支持，并采用书面签字的形式予以知情同意。

（3）当老年人的身体、认知情况出现变化时，养老机构可提前与老年人的家属签订相关安全约束的协议，以免在老年人突发因认知紊乱、行为失控而导致的跌倒、自伤、拔管和拒绝治疗等情况，亲属不能及时到场签字时，发生意外风险。

（三）身体约束的开具及停止

当医护人员发现有需要采取措施约束老年人行为的情况时，医护之间要及时相互沟通，由医生下达临时医嘱，医嘱注明限制老年人行为的持续时间，最长不得超过 24 小时。若身体约束的持续时间超过 24 小时，医生必须对限制老年人行为的必要性进行评估，并记录在病程记录中。若老年人情况趋向稳定，须及时评估是否解除约束。

（四）加强身体约束的过程管理

1. 身体约束的注意事项

（1）约束用具只能短期使用，约束时应注意老年人身体功能位置及安全，特别是各关节的功能位置。应保持被约束肢体处于功能位，而又不能触及重要导管及治疗仪器的位置。

（2）约束手腕及足踝骨突处，应先以棉垫或柔软布罩保护好，再绑上约束带。

（3）四肢约束松紧度以能伸入 1—2 根手指为宜，躯干约束以不影响呼吸且不会牵扯胸腹管路为要求。过松容易挣脱而起不到保护作用，过紧会影响血液循环。

（4）避免压迫动静脉瘘、静脉注射处及引流管，避免因不方便识别而导致压痕、破损以及影响治疗等。

（5）约束带不可系于床挡上，而应在打结后系于床挡以下床体部位。

（6）约束部位每 15 分钟需观察末梢循环情况，每 2 小时给老年人翻身拍背，解除约束 2—5 分钟并对约束部位加以保护，促进血液循环。

（7）进行护理照护或移动老年人前，应先解除约束带，以免牵扯老年人肢体造成脱臼或拉伤。

（8）确保老年人可以与护理人员随时联系，或护理人员可随时监测其约束情况，保证老年人随时可将不适感告诉护理人员。

（9）约束期间及时记录保护具的使用原因、时间、放松记录、约束部位状态、护理措施、最后解除时间等。

（10）约束期间可以采取一些替代方法分散老年人的注意力，以减少其对约束的敌对情绪。

2. 家属健康教育

（1）身体约束时，若老年人觉得不舒适，想变换姿势，或是约束带太紧，家属不可擅自解除约束，须通知护理人员，由护理人员进行调整。

（2）若老年人自行解开约束带或松开约束带做关节活动后需再次约束，家属不可自行为老年人进行身体约束，需通知护理人员，由护理人员实施。

三、老年人约束风险的预防与处理措施

身体约束过程中，由于老年人或其家属不理解，或者约束不规范，有可能出现一些并发症。

（一）焦虑、紧张、恐惧

1. 临床表现

（1）老年人不配合约束、抗拒约束，并大吵大闹，反抗挣扎。

（2）家属对身体约束的必要性不理解，指责工作人员，甚至自行解除约束。

2. 应对措施

（1）约束前向老年人及其家属做好充分的解释工作，告知约束的目的以及不

约束的后果，尽量争取老年人及其家属的配合。

（2）评估老年人及家属的心理状态与合作程度，及时予以解释，尽量争取老年人及家属的理解与配合。

（3）约束后要及时做好老年人及其家属的安抚工作，评估老年人的病情，及时松解约束。

（4）在执行约束的过程中，严格按照流程操作，若有情况，及时与老年人及其家属沟通。

（二）皮肤完整性受损

1. 临床表现

约束部位（尤其是手腕、脚踝、腋下等部位）皮肤出现发红、破损、皮下出血等。

2. 应对措施

（1）约束前尽量做好老年人的解释工作，争取老年人的配合，避免其挣扎。

（2）注意约束的松紧度，在约束部位垫一定厚度的软棉布。

（3）尽量减少被约束肢体的活动度。

（4）尽早处理老年人的约束指征，尽早松解约束。

（三）关节脱位或骨折

1. 临床表现

受伤关节或肢体疼痛、肿胀，活动有障碍。

2. 应对措施

（1）评估老年人的合作程度，对情绪特别激动、反抗强烈者可暂缓执行约束，并邀请老年人信赖的人给老年人解释，尽量稳定老年人的情绪，争取老年人的配合。

（2）掌握正确的约束方法，避免用力过猛。

（3）及时评估约束部位的关节及肢体活动。

（4）一旦发现异常，充分评估约束部位的关节及肢体活动，立即上报直属领导和医生。

（5）根据诊断结果进行后续相应处理。

（四）肢体血液回流障碍

1. 临床表现

约束部位皮肤青紫、肿胀，感觉麻木、疼痛，严重者皮肤坏死。

2. 应对措施

（1）约束时用多层软棉布衬垫。

（2）约束后严格按照要求进行巡视。

（3）评估老年人病情，及时松解约束，避免长时间的身体约束。

（五）压力性损伤

1. 临床表现

受压部位皮肤红肿、疼痛、起水疱甚至坏死。

2. 应对措施

（1）约束时用多层软棉布衬垫并保持平整，保持皮肤及床单清洁干燥，加强观察受压部位皮肤。

（2）评估老年人的病情，及时松解约束，避免长时间的身体约束。

（3）约束后严格按照要求进行巡视。

（六）疼痛

1. 临床表现

老年人自觉约束部位或制动肢体疼痛，甚至感觉全身疼痛，松解约束后不能活动自如。

2. 应对措施

（1）做好解释与安抚工作，使老年人从心理上接受身体约束这一保护性的干预措施。

（2）避免长时间的身体约束。在约束过程中，定时协助老年人活动关节。

（3）避免约束部位过紧。

（4）松解约束后，老年人在护理人员的指导和照护下逐步活动肢体，以免产生剧烈疼痛。

应急预案篇

第八章 老年人照护风险的应急处理

第一节 误吸、噎食的应急预案与处理流程

一 进食困难老人的助餐规定

1. 用餐前应评估老人的体力、吞咽功能、咳嗽反射、咀嚼功能、意识状态等，根据他们的身体情况选择进食途径。在吞咽有问题或意识不是很清醒时，不能喂食。

2. 根据老人的咀嚼、吞咽功能和意识状态，食物选择应从全流食逐渐向半流食、普食过渡。老人进食时应选择端坐位或半坐卧位，保持体位舒适，进食后采取右侧卧位。

3. 护理人员协助老人进食，掌握喂食技巧，每日量不宜太多。要给老人充足的时间进行咀嚼和吞咽，不要催促，观察食物是否被顺利咽下、是否出现呛咳，指导老人进食时要细嚼慢咽，不要讲话。

4. 气管插管拔管后 2 小时内不宜进食，可根据病情留置胃管 1—3 天。拔胃管前饮水，观察吞咽功能恢复情况。吞咽正常才可拔除胃管，经口进食。对拔除气管插管仍需鼻饲者，按鼻饲常规进行观察。

5. 鼓励老人咳嗽排痰，做呼吸锻炼，以增强保护性的生理反射恢复，协助老人排痰，保持呼吸道通畅，预防误吸的发生，减轻因误吸造成的不良后果。加强监护、抢救意识，随时做好抢救准备。

二、误吸、噎食的应急预案

（一）预案目的

在老人发生误吸、噎食事件时，工作人员能果断采取积极有效的急救办法，挽救老人性命，保障老人健康。

（二）操作流程

1. 发现老人有误吸、噎食情况发生时，要立即使用"余气冲击法"，或使老人处于俯卧位，叩击背部，刺激喉部，尽可能排出吸入物，抢救老人生命。

2. 同时呼叫其他工作人员帮忙通知医护小组，并向行政总值班人员汇报。医护小组共同帮忙及时清理老人口腔内的吸入物、呕吐物等。

3. 医护小组商量决定：

（1）老人情况已经稳定的，医生对老人身体情况进行检查，叮嘱当班人员应该注意的事项。

（2）老人情况比较严重的，立即拨打 120 急救电话，并派人陪同送去医院进行治疗。

4. 与老人家属联系，做好沟通、安慰工作。

5. 护理主管要求相关责任人对整件事情进行取证调查、记录，并向负责人汇报。

6. 老人从医院转回后，医护小组结合医嘱给出照护计划，如给老人准备营养汤等，直至老人身体情况稳定；根据老人的实际吞咽情况，选择相应的饮食方法。

7. 对整个事件进行分析、总结、学习，尽量避免类似事情发生。

（三）注意事项

1. 第一时间发现情况的员工要争分夺秒地抢救老人。

2. 稳定老人及其家属情绪，要求每位员工不得以个人名义向外扩散消息，以免引起混乱。

3. 如有家属来探视，由护理部做好家属的思想工作和接待工作。

4. 如果有新闻媒体要求采访，必须经过负责人同意。未经同意，任何人不得接受采访，以免报道失实。

三、误吸、噎食的应急处理流程图

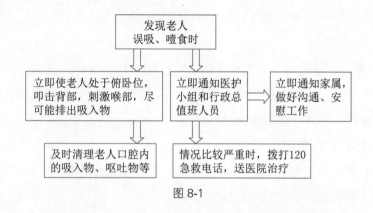

图 8-1

第二节　坠床的应急预案与处理流程

一、坠床意外事件的防范

1. 凡神志不清、躁动、意识模糊、癫痫发作、老年痴呆、精神异常的住养老人必须使用床栏和其他安全保护措施。护理人员每半小时巡视一次，观察肢体情况，并做好记录。

2. 使用安全保护前必须以书面告知书的形式请家属签字确认。

3. 使用安全保护时必须确保松紧适宜，扣结处以通过两个手指的松度为宜，安全保护带的结头必须远离使用者的手或头部可触及之处。

4. 保护性制动措施只宜短期使用，运用时必须定时更换卧位，使肢体处于功能位置。必要时，遵医嘱执行。

二、意外坠床的应急预案

（一）预案目的

在老人发生意外坠床事件时，工作人员能及时采取科学有效的措施，正确处理突发事件，避免损伤，保障老人身体健康与生命安全。

（二）操作流程

1. 发现或接收到老人发生坠床情况时，马上赶到现场，查看情况，同时立即通知医护小组，向行政总值班人员汇报，并对老人生命体征进行初步检查，确定心跳、血压、疼痛等健康状况。

2. 医护小组商量决定：

（1）若老人病情允许，医护小组共同检查老人受伤情况，采取适当的措施，并叮嘱员工明确照护工作的内容与方式。

（2）老人病情有变化、情况紧急的，工作人员要配合医生就地进行适当抢救，并立刻拨打 120 急救电话，派人陪同到医院治疗。

3. 通知家属，做好沟通、安慰工作。

4. 护理主管要求相关责任人对整件事情进行调查取证、记录，并向负责人汇报。

5. 老人从医院转回后，医护小组结合医嘱给出照护计划，如给老人准备营养汤等，直至老人身体情况稳定。

6. 对整个事件的发生情况进行详细分析、总结，在日常工作中开展进一步学习，寻找照护环境中的薄弱环节，尽量避免类似事情发生。

（三）注意事项

1. 发现情况时，如老人疼痛厉害，严禁随意搬动老人。

2. 老人没有去医院治疗的，工作人员要随时观察老人的病情变化。

3. 稳定老人及其家属情绪，要求每位员工不得以个人名义向外扩散消息，以免引起混乱。

4. 如有家属来探视，由护理部做好家属的思想工作和接待工作。

5. 如果有新闻媒体要求采访，必须经过负责人同意。未经同意，任何人不得接受采访，以免报道失实。

三、意外坠床的应急处理流程图

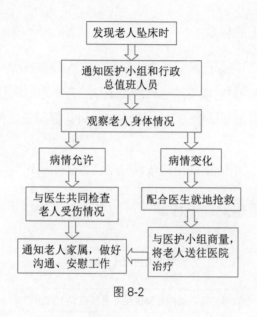

图 8-2

第三节　压疮的应急预案与处理流程

一、发生压疮事件的防范

1. 为长期卧床的老人建立翻身卡，护理人员要做到"五勤"，即勤擦洗、勤翻身、勤按摩、勤整理、勤更换。

2. 在帮助老人擦洗、翻身、按摩的过程中，要注意动作轻柔，避免剪切力和摩擦力，防止动作过重使老人受伤。

3. 及时处理卧床老人的排泄物，保持床单的清洁、干燥、平整，并及时处理床上的碎屑物。

4. 应让卧床老人使用褥疮床垫，以防止老人骨骼突出部位受到压迫。

5. 勿让老人直接躺卧在橡胶单上，以免刺激皮肤。

6. 护理人员应每天检查老人的皮肤状况，帮助老人清洁皮肤。

7. 促进老人日常营养的摄入。

二、压疮的应急预案

1. 出现淤血时，应保证每隔 2 个小时帮助老人翻身一次。

2. 出现炎症时，对表面皮肤进行消炎工作。有水泡出现时，应用无菌注射器抽出，并用烤灯照射，每日 2—3 次，每次 20 分钟。等到患处表面干燥结痂时，可用无菌纱布包扎。

3. 出现溃疡时，清除皮肤里的脓性分泌物，清除坏死组织，涂抹褥疮膏。

三、压疮的应急处理流程图

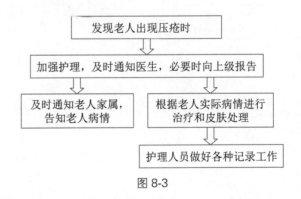

图 8-3

第四节 药物过敏的应急预案与处理流程

一、药物过敏的防范

1. 在使用药物之前，护理人员要仔细询问老人是否有过敏史、家族病史，对一些易产生过敏反应的药物需进行皮试。

2. 对于口服的药物，认真检查药物的剂量、名称、用法及注意事项，尤其是服用药物期间的禁忌。

3. 对于注射药物，要查看名称、剂量、有效期，查看有无浑浊、沉淀、瓶盖破损等现象。

4. 对于即将过期的药物，要杜绝使用，保证药物的安全使用。

二、药物过敏的应急预案

1. 对于出现轻微过敏症状的老人，应立即停止用药，及时通知医生对其进行抗过敏药物的治疗。

2. 对于出现程度过重的过敏症状的老人，应及时就地或送往附近医院进行抢救，对其进行抗过敏药物或激素类药物的治疗，并住院，定期观察病情变化和生命体征。

3. 护理人员应及时联系家属，告知病情。

三、药物过敏的应急处理流程图

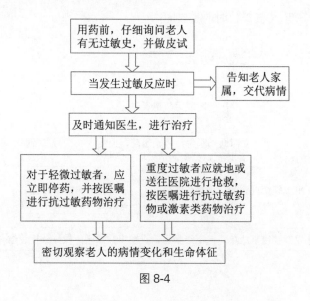

图 8-4

第五节　用药错误的应急预案与处理流程

一、用药错误的防范

1. 对药物进行认真核对，分类放在固定位置，做好标记。

2. 用药前需仔细核对药物名称。

3. 定期清理过期药物、受损药物。

二、用药错误的应急预案

1. 当发现老人用药错误时，应立即通知医生，并观察老人的病情变化，监测其生命体征，严格遵守医嘱进行补救。

2. 对于因用药错误导致病情严重的，应及时送往医院抢救。

3. 当班人员应如实填写用药出错单，作医务事故报告，并向上级领导汇报。

4. 护理部应组织人员对护理差错进行调查，查明事故原因，并做好工作总结。

5. 及时通知老人家属，时时监测病情。

三、用药错误的应急处理流程图

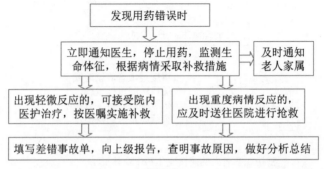

图 8-5

第六节　烧烫伤的应急预案与处理流程

一、烧烫伤事件的防范

（一）热水袋的使用要求

1. 凡昏迷、感觉功能有障碍的老人，一般情况下不可使用热水袋。

2. 高龄老人应慎用热水袋。使用热水袋必须做到：装套使用，用水温计测温，水温 50 摄氏度左右为宜；使用前观察热水袋是否有滴水或漏水现象，并挤尽袋内空气；使用热水袋要 30—60 分钟观察巡视，注意皮肤的颜色，严格执行交接班制度。

（二）沐浴时的注意事项

1. 沐浴区有统一的安全标识，标识应清晰、正确。生活区须对沐浴设备定期进行检查，消除安全隐患，同时按规定的沐浴时间，组织老人沐浴。

2. 老人沐浴前，护理人员帮助老人调节好水温。在此过程中，需视情况多次询问老人，控制好温度。

3. 老人沐浴时，水温宜控制在 40 摄氏度以下。

（三）开水炉的使用要求

1. 生活区开水炉有安全告示，配餐间要上锁，无人期间要关门。

2. 有工作人员负责定时灌冲老人的暖瓶。

（四）电热毯的使用要求

入住者一律不可使用电热毯。

二、烧烫伤的应急预案

（一）预案目的

在住养老人发生烧烫伤事件时，工作人员能及时、果断采取有效措施，降低老人受伤程度，保障老人生命安全。

（二）操作流程

1. 按情况危险程度决定救援的先后顺序：

（1）发生烧伤时，护理人员要马上扑灭火源；

（2）发生烫伤时，护理人员立即使老人脱离热源。

2. 立即通知医护小组，并向行政总值班人员汇报。

3. 帮助老人剪除衣物，进行伤口处理，浸冷水或持续用冷水冲洗。

4. 医护小组判断后，根据老人受伤情况拨打120急救电话，派人送老人到医院进行治疗。

5. 通知老人家属，并告知老人的详细情况，做好沟通、安慰工作。

6. 护理主管要求相关责任人对整个事件进行了解、记录，并向负责人汇报。

7. 老人转回后，工作人员按照医嘱照顾老人，直至老人身体情况稳定。

8. 对整个事件的发生进行具体分析、总结、学习。

（三）注意事项

1. 照顾老人时，密切观察老人伤口，防止伤口感染，谨防老人感冒等。

2. 稳定老人及其家属的情绪，要求每位员工不得以个人名义向外扩散消息，以免引起混乱。

3. 如有家属来探视，由护理部做好家属的思想工作和接待工作。

4. 如果有新闻媒体要求采访，必须经过负责人同意，未经同意，任何人不得接受采访，以免报道失实。

三、烧烫伤的应急处理流程图

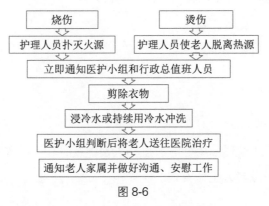

图 8-6

第七节　触电、机械伤害的应急预案与处理流程

一、触电、机械伤害的防范

1. 严禁机构老人在房间私拉电线，私用电炉、电热毯等电器。

2. 安排专人负责电力维护工作，做到专人管理。及时对工作人员进行用电安全常识的教育和培训。

3. 定期对厨房、房间进行排查，重点检查厨房、淋浴间各类电器电线是否破损，电盘是否灵敏，避免因天气潮湿造成电路短路。查看老人房间是否存在私用电器等现象，对发现的问题及时解决。

4. 教育引导老人正确用电，禁止私自接电，发现用电安全隐患时及时报告并正确处理。

5. 严格按照机械操作规程使用，严禁违规操作机械设备。

6. 使用完成后应立即切断电源，确定机械停止运转。

二、触电、机械伤害的应急预案

（一）预案目的

在老人触电、发生机械伤害情况时，工作人员确保老人能得到及时的救治，挽救生命，减少不必要的损失。

（二）操作流程

1. 第一个发现老人触电、机械伤害的人员，立即切断电源（手动切断电闸或用木棍等），使机械停止运作，并通知安全管理员。

2. 检查老人身体情况，老人发生心跳、呼吸停止等情况的，应立即就地进行心肺复苏抢救，通知医护小组，并向行政总值班人员汇报。

3. 经医护小组工作人员判断后，根据老人受伤情况，拨打120急救电话，派人送老人去医院治疗。

4. 向负责人汇报，并跟踪事件全过程。

5. 通知家属，并告知老人具体情况，做好沟通、安慰工作。

6. 安全管理员和护理主管对整个事件进行详细了解，对事件发生地进行安全排查工作，找出事件发生原因并记录。

7. 向负责人汇报情况。

8. 老人从医院转回后，工作人员要按照医嘱实施照护服务，直至老人身体情况稳定。

9. 对整个事件的发生进行具体分析、总结、学习。

（三）注意事项

1. 在未切断电源前，不可接触触电者身体。

2. 稳定老人及其家属的情绪，要求每位员工不得以个人名义向外扩散消息，以免引起混乱。

3. 如有家属来探视，由护理部做好家属的思想工作和接待工作。

4. 如果有新闻媒体要求采访，必须经过负责人同意，未经同意，任何人不得接受采访，以免报道失实。

三、触电、机械伤害的应急处理流程图

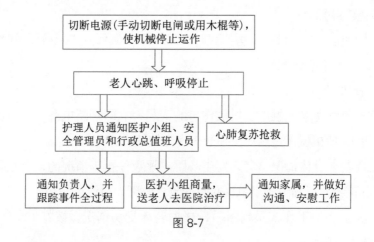

图 8-7

第八节 摔伤的应急预案与处理流程

一、摔伤的防范

1. 做好后勤保洁工作，保证地面尤其是老人经常活动区域的地面清洁干燥，及时清理地面杂物。

2. 遇雨水天气时，公共活动区域要做好地面防滑工作，并设置防滑警示牌，铺防滑垫，防止老人滑倒、摔伤。

3. 家具与用具等设施设备的摆放、存放高度要适中，遵循方便老人使用的原则。

4. 灯光的设置要利于老人视物。当发生停电时，应立即启动应急灯，防止老人因慌张、黑暗等因素导致摔伤。

5. 卫生间、浴室要设置防滑垫和洗澡椅，便桶的高度要适中，扶手栏的设置要利于老人起身，浴前浴后要保持地面干燥。

6. 楼梯处应设置提示牌，提醒老人不穿高跟鞋、拖鞋，并靠边行走，下楼梯时，应握住扶手。

二、摔伤的应急预案

（一）预案目的

在老人发生摔伤事件时，工作人员能及时地给予老人救援，确保老人生命安全，把对老人的伤害降到最低程度，保障老人能够得到及时救治。

（二）操作流程

1. 当发现老人摔伤时，应及时联系医护人员，并查看老人伤势。如果情况严重，及时拨打 120 急救电话，将老人送往附近医院救治。

2. 要根据老人的摔伤轻重程度搬运老人。

3. 老人发生轻微的摔伤，未造成骨折时，可就地进行医务护理，并将老人送往床上休息，安抚老人情绪。

4. 及时通知老人家属，并向上级报告事件。

（三）注意事项

1. 当老人发生摔伤事件时，由专业护理人员判断老人的伤势后，然后才能移动老人，以防止不当行为给老人造成二次伤害。

2. 在医治过程中，不可忽视对老人精神的安抚，应控制老人的情绪，防止因摔伤给老人的心理造成不良影响。

3. 须及时告知家属，安抚家属情绪，如实相告，不得欺瞒。

三、摔伤的应急处理流程图

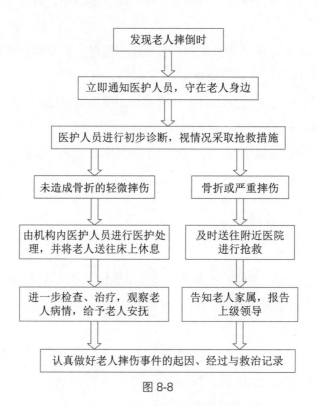

图 8-8

第九节　走失的应急预案与处理流程

一、走失的防范

1. 了解负责区域内老人的情况，对有老年认知症及老年认知症倾向的老人给予重点观察和接触。改善服务态度，加强心理护理，满足老人的合理要求，使其能安心住养。

2. 对易走失的老人，在安排外出活动时，必须有专人看护；在组织活动外出时，定时清点人数。

3. 门卫留意出院老人。半护理区老人携带信息卡并出具请假单方可出行，全护理区老人由亲属带领并出具请假单方可出行。

4. 负责自由进出老人照护工作的人员须掌握养老人的活动去向，交接班时要清点人数。

二、走失的应急预案

（一）预案目的

在老人外出或不归时能及时找到老人，保障老人生命安全，尽量减少老人受到的伤害。

（二）操作流程

1. 当发现老人外出或不归时，立即通知医护小组，向行政总值班人员汇报。

2. 从门卫处查看老人外出记录（老人外出登记、摄像记录等），询问相关工作人员老人外出的原因及具体情况，尽可能搜集更多信息寻找老人。

3. 到附近小区寻找老人，查看小区门口录像、询问小区附近人员等，查找老人去向。

4. 联系老人家属共同寻找老人，或上报请求有关部门协助寻找老人。

（1）老人返回后，查看老人身体情况，并按有关规定对整个事件进行处理。

（2）老人确属不归的，由医护小组对老人的物品进行保管、清点，并立即上报有关部门。

5. 安抚老人及其家属情绪，做好疏导、沟通工作。

6. 护理主管对整个事件进行调查，分析事件发生的原因，进行员工学习、培训等，采取适当措施，防范类似事件发生。

（三）注意事项

1. 老人返院后，对老人进行身体、精神等方面的评估，根据老人的实际情况确定其以后能否自行外出。

2. 必要时，可以采取一定的安全措施，禁止老人自行外出，防止类似事件发生。

3. 稳定老人及其家属情绪，要求每位员工不得以个人名义向外扩散消息，以免引起混乱。

4. 如有家属来探视，由护理部做好家属的思想工作和接待工作。

5. 如果有新闻媒体要求采访，必须经过负责人同意，未经同意，任何人不得接受采访，以免报道失实。

三、走失的应急处理流程图

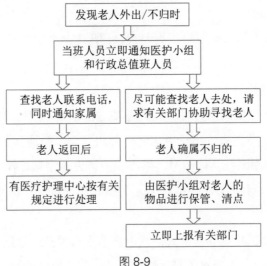

图 8-9

第十节 猝死的应急预案与处理流程

一、猝死的应急预案

（一）预案目的

老人在养老机构猝死时，工作人员能及时果断采取有效的措施，处理突发事件，保障老人身体健康与生命安全。

（二）处置措施

1. 发现或得知老人猝死时，马上赶到现场，查看老人情况，立即通知医护小组（医生、护理主管、班组长），利用心脏拍击按摩、人工呼吸等急救措施就地抢救，向行政总值班人员汇报。

2. 老人病情紧急的，工作人员应配合医生就地进行抢救，经医护小组商量判断，拨打120急救电话，派人陪同老人到医院治疗。

3. 通知老人家属，做好沟通和安慰工作。

4. 护理主管要求相关责任人对整件事情进行详细调查、取证、记录，并向负责人汇报。

5. 医院医生出具死亡证明书时，协助医护人员了解家属是否需要其他协助，如殡仪馆服务等。

6. 对整个事件的发生情况进行分析、总结、学习。

（三）注意事项

1. 稳定家属情绪，要求每位员工不得以个人名义向外扩散消息，以免引起混乱。

2. 如有家属来院，由护理部做好家属的思想工作和接待工作。

3. 如果有新闻媒体要求采访，必须经过负责人同意，未经同意，任何人不得接受采访，以免报道失实。

二、猝死的应急处理流程图

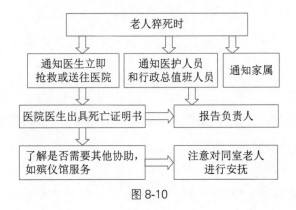

图 8-10

第十一节　有自杀倾向或自杀行为的应急预案与处理流程

一、老人心理问题的预防与治疗

1. 定期体检，预防身心疾病。

2. 定期评估老人的心理状况，对已存在或可能存在心理问题的老人进行介入诊疗。

3. 为老人提供优质护理服务，保证其心情愉悦。

4. 为老人提供充分的运动时间。

5. 设计规律的生活作息方案，保证充足睡眠。

6. 加强人际交往，回归社会，参加社会活动。

7. 定期与家人联系，组织家人聚会。

8. 定期举行心理讲座，学习心理问题的处理方法。

9. 开设老人心理工作坊。

10. 护理人员加强责任心，了解住养老人思想动态，因势利导做好心理护理，在自杀高发时段（如清晨）加强巡视。

11. 熟知老人的发病征兆：情绪不稳定、失眠、不寻常的求医要求、完成私人事务（取消银行账户、探访朋友）、拒绝援助、不寻常的恐惧紧张表现等。

12. 确认存在心理问题的老人按时按量服药。

二、有自杀倾向或自杀行为的应急预案

（一）预案目的

当老人有自杀倾向或自杀行为时，工作人员能及时采取有效措施，保障安全，降低损伤。

（二）操作流程

1. 发现老人有自杀倾向时：

（1）立即报告医护小组，检查并没收私藏的药物、锐利危险物品等。

（2）告知老人家属24小时监护，不得离开。

（3）密切观察老人的心理变化，及时做好疏导、沟通工作。

（4）查找老人自杀的原因，护理主管及社工跟进，做好老人心理护理工作。

2. 发现老人自杀时：

（1）立即通知医护小组，赶赴现场就地抢救，向行政总值班人员汇报。

（2）保护现场。

（3）必要时，医护小组拨打120急救电话，派人送老人到医院进行治疗。

（4）通知公安部门到场。

（5）通知老人家属，做好家属的沟通、安慰工作。

3. 事后处理：

（1）护理主管要求相关责任人对整件事情进行详细了解、记录，并向负责人汇报。

（2）老人从医院转回后，工作人员按照医嘱照顾老人，直至老人情况稳定。

（3）社工跟进，继续密切观察老人的情绪变化，做好疏导、沟通工作。

（4）必要时，经过家属同意，采取一定的强制措施，防止类似事情发生。

（5）对整个事件的发生进行具体分析、总结、学习。

（三）注意事项

1. 发现老人有自杀倾向时，要及时联系老人家属，共同帮助老人解开心结，解除老人的困惑。

2. 必要时，请家属带老人到专业医院进行心理治疗。

3. 第一时间发现老人自杀的员工要争分夺秒地抢救老人。

4. 稳定老人及其家属情绪，要求每位员工不得以个人名义向外扩散消息，以免引起混乱。

5. 如有家属来院探视，由护理部做好家属的思想工作和接待工作。

6. 如果有新闻媒体要求采访，必须经过负责人同意，未经同意，任何人不得接受采访，以免报道失实。

三、有自杀倾向或自杀行为的应急处理流程图

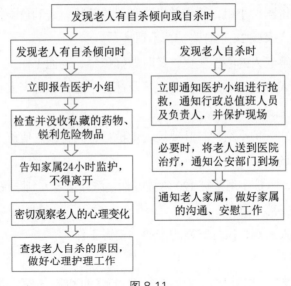

图 8-11

第十二节 精神异常的应急预案与处理流程

一、精神异常的应急预案

（一）预案目的

在老人出现精神异常时，工作人员能及时采取有效的安全措施，保障老人及

其他人的安全。

（二）操作流程

1. 发现老人有精神异常情况时，立即通知医护小组，并向行政总值班人员汇报。

2. 根据老人的实际情况，采取一定的安全保障措施，以避免老人自伤或伤及他人。

（1）密切观察老人的精神状况，进行适合的个案护理，社工跟进。

（2）老人出现过激行为时，根据医护小组的决定，严格按照规章制度，请家属签署同意书，给老人使用保护带，采取身体约束，限制老人活动。

（3）通知老人家属，根据实际情况要求家属 24 小时陪护。

3. 家属带老人到精神病医院进行明确诊断、治疗，严格按照医嘱照顾老人。

（三）注意事项

1. 老人有自伤或威胁他人安全的过激行为时，给老人使用保护带。

2. 老人情况严重，影响院内其他人正常生活时，联系家属把老人带离养老机构。

二、精神异常的应急流程图

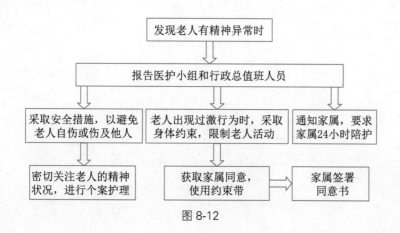

图 8-12

第十三节 身故的应急预案与处理流程

一、身故的应急预案

（一）预案目的

在老人发生身故事件时，工作人员能及时协助家属处理好相关事务。

（二）操作流程

1. 医院医生开具死亡证明书，护理主管通知老人家属和负责人。

2. 医护小组了解家属是否需要其他协助，如殡仪服务等。

3. 记录老人死亡处理事件。

4. 安抚老人家属，协助家属做好老人遗物整理等。

（三）注意事项

1. 注意观察医生抢救老人的全过程，包括医生给老人的身体检查项目、抢救措施、老人的生命体征等。

2. 准确记录整个事件发生、发展的过程及时间。

二、身故的应急处理流程图

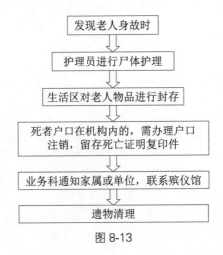

图 8-13

第十四节　暴力侵害事件的应急预案与处理流程

一、暴力侵害事件的防范

1. 做好安全保卫工作，加强巡逻。
2. 加强外来人员管理，如发现可疑人员，应及时劝离或拨打110。
3. 加强安保人员的专业培训，提高安保人员的保护意识。
4. 安装防护系统，设置警报器、摄像头。

二、暴力侵犯事件的应急预案

（一）预案目的

发生此类事件后，工作人员能保护住养老人和员工的生命安全，减少机构人、财、物的损失，及时救治伤员，控制事态的发展。

（二）操作流程

1. 安保人员立即到达现场，采取防护措施，及时阻止暴力事件，控制不法分子，交由公安机关处置。
2. 及时报警，协助公安机关擒获暴力犯罪分子。
3. 针对不同暴力性质的事件，采取制止、劝阻、保护、救援等手段进行应急处理。
4. 在未造成人员伤亡的情况下，对施暴人员进行劝阻，防止事态恶化，阻止矛盾激化。
5. 针对发生重大人员伤亡、财物损失的事件，以救治伤员为主，并采取武力制止暴力行为。
6. 及时报告上级主管部门，做好新闻报道工作。

三、暴力侵犯事件的应急处理流程图

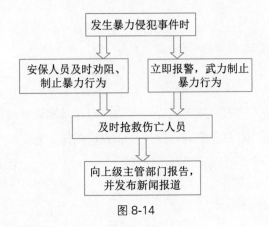

图 8-14

第九章　老年人突发疾病的应急处理

　　养老机构的服务对象主要为中高龄老年群体。老人由于年龄的逐渐增长，可能出现生理机能的下降或丧失，同时不可避免地患有各种疾病。因此，在养老机构的护理服务工作中，护理人员及管理人员应做好老人突发疾病的预防工作与应急处理工作。护理人员要认真了解和熟知每位老人可能存在的多种疾病情况，做好备案工作，并在日常医务护理中格外重视，做好老人慢性病的控制与急性病的救治。当老人突发疾病时，工作人员须及时通知医务人员进行救治，或送往医院抢救。更为重要的是，养老机构应做好护理区域的消毒工作，预防传染病，控制感染源。当老人出现传染病感染状况时，应及时进行隔离，送往医院治疗。

第一节　突发疾病的应急预案与处理流程

 一、突发疾病的应急预案

（一）预案目的

　　在老人突发疾病时，工作人员能及时果断采取有效的措施进行处理，降低损伤程度。

（二）操作流程

　　1. 发现老人突发疾病或接收到老人突发疾病的消息时，应马上赶到现场，查看老人情况，同时立即通知医护小组（医生、护理主管、班组长等）进行急救，并向行政总值班人员汇报。

2. 评估小组商量决定：

（1）老人病情允许的，医护小组共同商量，采取适当的措施，并叮嘱员工如何进行照顾护理，同时做好同室老人的安抚工作。

（2）老人病情紧急的，工作人员配合医生就地进行抢救，根据医生、医护小组商量判断，拨打120急救电话，派人陪同老人到医院治疗。

3. 通知老人家属，做好沟通、安慰工作。

4. 护理主管要求相关责任人对整件事情进行详细了解、记录，并向负责人汇报。

5. 老人从医院转回后，工作人员按照医嘱实施照护服务，直至老人身体情况稳定。

6. 对整件事情的发生进行具体分析、总结、学习。

（三）注意事项

1. 密切观察老人生命体征的变化（呼吸、血压、脉搏、瞳孔等）。

2. 稳定老人及其家属的情绪，要求每位员工不得以个人名义向外扩散消息，以免引起混乱。

3. 如有家属来院探视，由护理部做好家属的思想工作和接待工作。

4. 如果有新闻媒体要求采访，必须经过负责人同意，未经同意，任何人不得接受采访，以免报道失实。

二、突发疾病的应急处理流程图

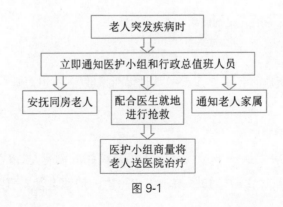

图 9-1

第二节　传染病救治的应急预案与处理流程

一、传染病的防治

（一）开展预防宣传教育

加强春秋两季传染病的防治和宣传教育，利用板报、公示栏等形式大力宣传传染性疾病的防治知识，增加户外活动。积极倡导老人养成良好的生活、卫生习惯，增强自我防护的意识和能力。

（二）严格晨检夜查制度

安排医务人员做好监测，一旦出现传染病症状，及时与医院和疾控中心联系。同时，要求夜班人员加大查房次数，做到早发现、早预防、早治疗。在生活区配备加湿器、消毒灯，居室多通风、勤消毒。

（三）强化卫生管理

积极行动，彻底清理楼道、食堂、办公区、卫生间等重点场所和卫生死角，保持环境整洁卫生。办公室每天定时通风换气，定期对重要场所进行消毒，有效切断病源。

（四）强化门卫登记制度

专门制定值班表，每天安排工作人员值班，加强对来访人员的体温测量和登记工作。

（五）加强信息报送制度

主动与本地有关预防控制部门联系，严格执行传染病报告制度，及时了解传染病的传播情况，落实各项防控措施。

二、传染病救治的应急预案

（一）预案目的

及时有效地预防、控制和消除传染病的危害，保障老人身体健康与生命安全，维护正常的社会秩序。

（二）对象

辖区内法定传染病病人、疑似病人、密切接触者及相关人群。

（三）应急处理

1. 发现、登记

规范填写门诊日志、入 / 出院登记本、X 线室或化验室检测结果登记本。首诊医生在诊疗过程中发现传染病病人、疑似病人后，按照要求填写《中华人民共和国传染病报告卡》。

2. 报告

（1）报告程序与方式。已开通传染病网络直报系统的单位，在规定时间内使用该系统报告；未开通网络直报系统的单位，按相关要求通过传真、电话等方式尽快进行疫情报告，同时将传染病报告卡送（寄）至辖区疾病预防控制机构。根据疫情，当怀疑有传染病暴发流行的可能时，应依据《突发公共卫生事件应急条例》向上级卫生行政部门报告。

（2）报告时限。当发现甲类传染病和乙类传染病中的肺炭疽、传染性非典型肺炎、脊髓灰质炎，感染高致病性禽流感的病人或疑似病人以及按照甲类管理的传染病时，或发现其他传染病和不明原因疾病暴发时，应于 2 小时内将传染病报告卡通过网络直报向系统报告。未实行网络直报的责任报告单位，应于 2 小时内以最快的通信方式向上级卫生行政部门报告，并于 2 小时内送（寄）出传染病报告卡。

对其他乙、丙类传染病病人、疑似病人和按规定报告的传染病病原携带者，在诊断后实行网络直报的责任报告单位应于 24 小时内进行网络报告。未实行网络直报的责任报告单位应于 24 小时内送（寄）出传染病报告卡。

（3）完善报告。做好传染病报告的订正工作，对漏报的传染病病人，应及时补报。

3. 处理

（1）病人处置。对传染病患者原则上要求就地隔离治疗，不具备隔离条件和相应救治能力的单位，应将病人及其病历记录复印件一并转移至具备相应救治能力的医疗机构。

（2）消毒处理。依照法律、法规的规定，对本单位内被传染病病原体污染的场所、物品以及医疗废物，实施消毒和无害化处置。

（3）病人的流行病学调查和随访。协助专业公共卫生机构做好流行病学调查和重点管理的传染病居家病人的随访工作。

（4）密切接触者管理。协助专业公共卫生机构查找密切接触者，按照有关要求做好管理工作。

（5）协助上级专业防治机构做好结核病和艾滋病患者的宣传、指导、服务，以及非住院病人的治疗管理工作，相关技术要求参照有关规定。

三、传染病救治的应急处理流程图

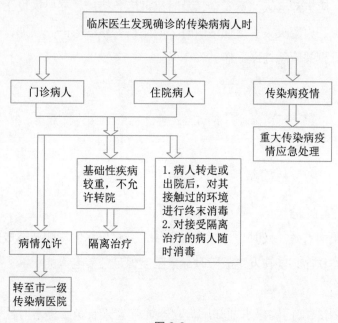

图 9-2

第十章　后勤故障与事故的应急处理

养老机构后勤部门要做好后勤保障工作，做好各设施设备的检修与维修工作，保证和维持机构的正常运行。在后勤安全工作中，后勤安全负责人要保证机构内水电的正常使用，确保老人每餐的饮食卫生安全，做好消防安全防范工作。针对可能出现的后勤故障与事故，需要做好相应的应急预案。当发生停水、停电、泛水时，应告知老人注意安全，及时采取应急措施，尽早恢复正常秩序。当发生食物中毒、火警火灾、交通事故时，应坚持"生命第一"原则，将伤员送往医院，并进行相关应急处理工作。

第一节　停水的应急预案与处理流程

一、停水的应急预案

（一）预案目的

工作人员能有效、及时地处理停水事件，减轻停水的影响及造成的损失，维持正常的工作秩序，能在发生故障时最大限度保证住养老人的正常生活。

（二）处理措施

1. 接到上级部门的停水通知后，立即通知老人及员工停水时间，做好停水前的准备工作。

2. 若发生突然停水的情况，及时通知后勤部主管或行政总值班人员，查找停水的原因。

3. 做好调水的准备工作。

4. 后勤部主管督促下属人员预备好适量的饮用水和使用水。

5. 加强巡视，及时帮老人解决饮用水或使用水不够的情况。

（三）注意事项

1. 发生突然停水时，要及时向老人解释，安抚他们的情绪。

2. 停水时避免打开水龙头。

3. 当供水恢复时，应先放一部分水，让有杂质的水先流掉。

二、停水的应急处理流程图

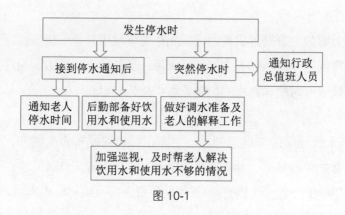

图 10-1

第二节　停电的应急预案与处理流程

一、停电的预防措施

1. 养老机构应正确选用各类用电产品的规格型号、容量和保护方式（如过载保护等），不应擅自更改用电产品的结构、原有配置的电器线路、保护装置的整定值和保护元件的规格等。

2. 选择用电产品应确认其符合产品使用说明书规定的环境要求和使用条件，并根据产品使用说明书的描述，了解使用时可能出现的危险以及需采取的预防措施。

3. 电器线路、电气设备的安装应由专业人员实施。安装完成后，依法进行检测。

4. 在各楼面准备足够数量的手电筒和后备照明工具（如应急灯），并确保手电筒内有足够的备用干电池。各楼层员工及安全保卫部门应定期检查上述设施是否齐备。

5. 加设一条后备电话线，若电话系统因停电失灵，可通过电话线和外界保持联系，并作紧急求救使用。

6. 定期储备医疗用品，作应急之用。

二、停电的应急预案

（一）预案目的

工作人员有效应急处置机构内可能发生的停电事件，合理安排老人的基本生活，确保正常的工作秩序和有力的后勤保障，使处理工作高效、有序地进行，最大限度地减轻事件对机构造成的影响，维护机构稳定。

（二）操作措施

1. 接到上级领导的停电通知后，立即在机构内发布停电通知，并且告知老人及员工具体的停电日期，准备应急手电筒，做好应变工作。

2. 突然停电时，立即通知后勤部相关负责人与行政总值班人员。

3. 进行抢修和汇报。立即通知负责人并致电电力局，查找停电原因，如有需要马上请人维修。

4. 检查应急照明灯、手电筒是否备足，确保能够使用。

5. 护理人员必须照顾好老人安全，及时检查老人情况。

6. 对事件进行分析、总结，必要情况下进行教育学习。

（三）注意事项

1. 加强巡逻，及时安抚老人的情绪，并劝阻老人在房间内点蜡烛，保障老人安全。

2. 停电后，应立即关闭正在使用的电器，严禁私自使用电器。

3. 如遇夜间或特殊情况，老人必须在护理人员的陪同下活动。

三、停电的应急处理流程图

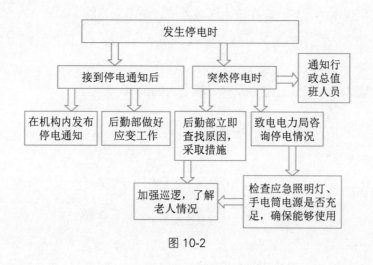

图 10-2

第三节　泛水的应急预案与处理流程

一、泛水的应急预案

（一）预案目的

以保护老人的人身安全为前提，工作人员及时、有效、快速地解决机构内泛水，维持正常的生活与工作秩序，减少损失。

（二）处置措施

1. 发生泛水的情况，应立即通知后勤部主管或行政总值班人员。

2. 发生泛水后，后勤部主管应立即派人查找泛水原因；如能自行解决，应立即进行维修。

3. 当不能自行解决泛水时，应立即通知维修部门进行维修。

4. 后勤部主管应及时派人清扫泛水和污水。

5. 协助维修人员进行维修。

6. 对事故发生的原因进行分析、总结，并上报负责人。

（三）注意事项

1. 发生泛水后，应立即在泛水区域外放置防滑警示牌。

2. 告知老人泛水的情况，并且告诫老人不可涉足泛水区域或潮湿处，防止滑倒。

3. 护理人员应加强巡逻，及时了解老人的情况。

二、泛水的应急处理流程图

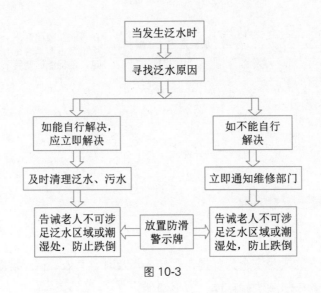

图 10-3

第四节　食物中毒的应急预案与处理流程

一、食物中毒的防范

（一）加强食物安全管理

1. 不采购变质食品，保管员和炊事员不收、不用变质食品，食品加工过程中严格执行食品卫生制度。

2. 食堂荤蔬菜留样率 100%，冷藏保管，并有记录。

3. 医务人员每天检查食品质量情况，并进行登记。

4. 护理人员要经常对老人的剩饭、剩菜等食品进行检查，及时处理。

5. 一旦发生食品中毒，立即向有关部门报告，并积极抢救中毒人员。

（二）完善食品安全管理规定

1. 对养老机构的食堂负责人、从业人员等，就食品安全法律法规、管理制度规定、基本知识等内容进行培训，然后结合实例介绍预防食物中毒的有关知识，旨在提升养老机构工作人员和住养老人的食品安全意识。

2. 要明确养老机构的职责，明确规定养老机构食堂从业人员要求、食品操作间规划、操作器具使用、生熟食制作标准、食品留样、大宗食品采购索证索票和对食物中毒的处置等内容。

3. 明确养老机构炊事员的职责：

（1）负责养老机构的膳食工作，每天三餐，按时提供，开饭时间保证半小时，每天保障热水供应。

（2）注意营养，合理配餐，根据用餐对象的饮食特点或医嘱安排好伙食。

（3）做好卫生和消毒工作，保持食堂内卫生清洁，做好防蝇、防鼠、防霉变、防毒工作，预防传染病。

（4）禁止非工作人员进入食堂，影响食堂正常工作。

（5）保护食堂财产，加强成本核算，减少损失和浪费。

（6）加强业务知识学习，努力提高烹饪技能。

4. 明确食品安全责任，督促建立餐饮食品安全管理制度，制作食品安全公示牌，办理餐饮服务许可证。

5. 制定养老机构食堂管理制度：

（1）厨房的厨具和公用物品必须指定专人负责保管，进出物品要登记造册，损坏和消耗的物品须经负责人同意方可报损。

（2）食堂的库存如大米、食油、调料等存放在保管室内，指定专人保管，进出库要登记，并做到账目相符。

（3）安排食谱，讲究干湿相济、粗细调理、荤素搭配，按时就餐。

（4）坚持公开办事制度，伙食费每月均需结算公布。

（5）成立膳食委员会，听取意见，改进膳食。

6. 改造养老机构食堂的硬件设施，食堂实行网格化管理，落实监管人员，加强日常监督检查和规范指导，及时消除食品安全隐患，为老人提供安全、和谐、有序的食品安全环境。

二、食物中毒的应急预案

（一）预案目的

工作人员及时有效地预防、控制和消除突发食物中毒的危害，保障老人身体健康与生命安全，维护正常的社会秩序。

（二）操作流程

1. 发现情况后，立即向医护人员和行政总值班人员汇报，并通知负责人和老人家属。

2. 以最快的速度将中毒人员送往医院。

3. 由医护人员封存现有食物，无关人员不允许进入食堂。

4. 无关人员未经批准不准到医疗单位探视，以免影响治疗秩序。

5. 根据负责人的要求，分别向上级主管部门和防疫部门报告。

6. 总结事故发生的原因并进行分析。

（三）注意事项

1. 稳定老人及其家属情绪，要求各类人员不以个人名义向外扩散消息，以免引起混乱。

2. 如有个别家属来探视，由护理中心做好家属的思想工作和接待工作。

3. 如果有新闻媒体要求采访，必须经过负责人同意，未经同意，任何单位和个人不得接受采访，以免报道失实。

三、食物中毒的应急处理流程图

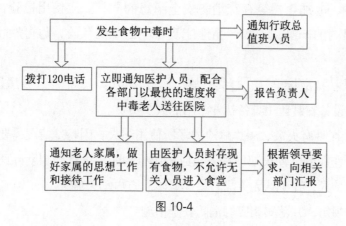

图 10-4

第五节　火灾的应急预案与处理流程

一、消防安全与火灾的防范

1. 养老机构应贯彻执行各项消防法律法规，建立并落实逐级消防安全责任制和岗位消防安全责任制，明确逐级和岗位消防安全职责，确定各级、各岗位的消防安全责任人。全面提高消除火灾隐患、组织扑灭初起火灾、组织人员安全疏散逃生、消防宣传教育培训"四个能力"建设。

2. 组织管理消防安全管理职能部门、专职或兼职消防工作人员、志愿消防员。

3. 制定并执行消防安全管理制度、操作规程、消防安全年度计划、消防应急预案以及消防整改和改造方案等，组织实施日常消防安全管理工作。

4. 组织实施消防设施、灭火器材和消防安全标志的维护和保养，确保完好有效，确保疏散通道、安全出口的通畅。

5. 定期开展各项消防法规、制度、操作规范、消防知识技能的宣传教育培训，定期组织灭火和应急疏散演练。

6. 住养老人应当遵守机构安全管理规定，自带电器须经机构同意，严禁使用电炉、电加热器等存在消防安全隐患的器具。应使用检验合格并在规定使用期限内的产品，了解产品性能及可能出现的危险，与可燃物保持安全距离。

7. 严禁私拉乱接电灯、电线，禁止私自安装电闸、插座、变压器等，电器线路连接和设备安装应由具备执业资格的人员负责。

8. 禁止在具有火灾、爆炸危险的场所使用明火。因特殊情况需要进行气焊、焚烧等明火作业的，动火部门和人员应按照机构的用火管理制度办理审批手续，落实现场监护人，在确认无火灾、爆炸危险后方可动火施工。动火施工人员应遵守消防安全规定，并落实相应的消防安全措施。

9. 易燃易爆危险品、氧气瓶和有毒物品由专人保管，专人使用。易燃易爆危险品应单独放置在有安全保障的地方，不得与居住场所设置在同一建筑物内，并应与居住场所保持安全距离。严禁与其他物品混杂堆放，严禁携带烟火入内，并设置明显标志，注明品名、特性、防火措施和灭火方法。

10. 养老机构实行三级安全检查制。机构消防安全管理职能部门每月组织一次防火检查，其他部门每周组织一次部门防火安全检查，班组、岗位每日进行防火巡查。

11. 加强火灾安全教育，如有关消防法规、消防安全管理制度和操作规程，本机构、本岗位的火灾危险性和防火措施，有关消防设施的性能、灭火器材的使用方法，报火警、扑救初起火灾以及自救逃生的知识和技能，组织、引导在场群众疏散的知识和技能，等等。

二、灭火和应急疏散的应急预案与演练

（一）预案目的

工作人员在发生火灾时，能够有序地组织扑救和人员疏散，将伤亡和损失减小到最低限度。

（二）预案制定内容

灭火和应急疏散预案应包括下列内容：

1. 单位的基本情况，包括单位的占地面积、建筑面积、建筑等级、消防水源、消防设施和单位周围环境等。

2. 起火的情况，包括起火时间、原因、危及附近建筑物与设施等的危险程度，比如燃烧物质、面积、火势可能蔓延的方向、火灾损失和人员伤亡情况等。

3. 组织机构，包括火场指挥部、通信联络组、灭火行动组、疏散引导组、安全防护救护组、供水组、后勤组、警戒组等。

4. 明确各组的任务，确定各级指挥员和参战人员的职责。

5. 绘制假设火灾位置及周围环境的平面图，图中应表明消防水源情况、各组所在位置和扑救火灾、疏散人员（物品）行动路线。

（三）演练时间

根据《机关、团体、企业、事业单位消防安全管理规定》的规定，灭火和应急疏散预案至少每半年组织一次演练，并结合实际，不断完善预案。

（四）方法和要求

1. 各机构在组织消防演练时，事前要向本机构领导报告，获得许可后，方可进行演练，有关领导和部门应给予大力支持。

2. 消防演练时，应在假设火灾现场设置明显标志，火场指挥员和参加人员应佩戴标志。

3. 举行消防演练时，应周密计划，严肃认真，尽量不影响工作。

三、火灾的应急预案

（一）预案目的

工作人员能及时有效地在火灾发生时最大限度地保护住养老人的安全，将损失减到最低程度，维护机构秩序。

（二）处理措施

1. 发现火灾后迅速判断火情，报 119 火警中心、120 救护中心，向行政总值班人员汇报，并通知负责人到现场进行指挥。

2. 各楼面的安全疏散引导员引导抢救老人，将老人有序疏散到安全的地方，护理主管及办公室人员在广场安抚、照顾老人。

3. 负责人总指挥，后勤部主管负责带领后勤部进行现场灭火。

4. 门卫接引消防队员到现场，并向其简单描述灾情。

5. 劝阻无关人员不得进入现场，如有伤亡老人，立即由救护中心送至附近医院就医。

6. 由院内行政人员负责保护现场，收集发生火灾时的证物，为事故调查提供依据。

7. 根据负责人的要求向上级主管报告，并对事故发生的原因进行分析、总结，对安全隐患地进行重点排查。

（三）注意事项

1. 工作人员要保持冷静，不要惊慌失措而引起老人混乱。

2. 稳定老人情绪，不要留在危险地带，劝阻老人回火灾现场拿遗留物品。

3. 如有可能，应尽力扑救，控制火势蔓延。

4. 除报警外，不使用电话。

5. 离开现场时，应随手把经过的门关上。

6. 如被烟雾笼罩或能见度低，应用湿毛巾包住口鼻等部位，俯地沿墙慢慢爬行。

7. 发现因电失火时，绝不能用水灭火。

8. 若正处在室内，发现烟从门缝进来，应先用手在门的上部试探一下，如感到很烫，说明门外正在燃烧，不要开门，应采取措施防止烟雾进入。

9. 疏散人员要走安全通道。

10. 老人疏散秩序按"先自理老人，后全护理老人"的原则，全护理老人在移动的过程中必须有护理人员陪同。

四、火灾的应急处理流程图

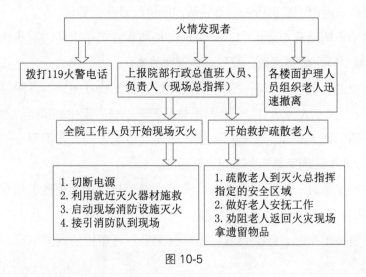

图 10-5

第六节 交通事故的应急预案与处理流程

一、交通事故的防范

（一）加强交通安全教育

1. 司机的聘任必须严格按照驾驶规定，新员工上岗前须接受交通安全知识和驾驶操作的考核，考核合格后方可入职。

2. 机构定期或不定期组织司机参加交通安全学习，主要学习交通法规、机动车驾驶员文明守则以及交通事故实际案例，增强司机的安全交通意识。

3. 机构可每季度组织司机参加交通法规的考试，使司机时刻牢记交通法规的重要性。

4. 机构部门领导可定期或不定期开展安全交通讲座或座谈会，不断丰富司机的安全知识，增强安全意识，并让他们交流自己的认识和看法。

5. 认真做好司机的思想工作，保证安全行车。

（二）做好车辆保养工作

1. 机构车辆由司机班班长、驾驶员定期进行日常保养。

2. 对于车辆出现小故障的，司机班班长和驾驶员个人能进行小修的，应自行维修，减少外出维修次数，节约车辆管理成本。

3. 不能进行自修的车辆故障，应及时报告后勤物业主管，并送往机构固定汽车维修厂，由专人专项负责，开具维修发票单以交后勤中心报销、做账。

4. 车辆出现大故障，需进行大修、更换大型配件的，要填写车辆维修申请表，得到物业主管的审批后，方可进行维修。

5. 进行维修时，不得擅自更改、编造维修项目，如需更改、增加的，应及时报告上级领导，得到指示后方可进行。

6. 驾驶员出车时，应认真填写出车登记表，将车辆的驾驶情况和保养情况及时记录。

（三）加强车辆管理

1. 加强对来往车辆的排查与管理，严禁不明车辆进入院内。

2. 车辆需由专人负责，未经批准，驾驶员不得私自更换车辆。

二、交通事故的应急预案

1. 发生轻微交通事故，仅造成车、物损坏的，或造成人员轻微擦伤的，在不影响正常交通的前提下，快速通知交警，离开行驶道路，在一旁等候处理，可自行协商处理，同时需及时报告给机构的安全部门。

2. 发生交通事故，有重大恶劣影响，但并未造成人员伤亡的，事故当事人应立即报案，并服从交警的指挥，按要求撤离现场，恢复正常交通，等待交警处理，同时报告机构。

3. 发生重大交通事故，造成人员伤亡的，应立即保护现场，设置警告牌，及时报警，并拨打急救电话，将伤员送往医院急救，同时及时和机构取得联系，请求协助处理。

三、交通事故的应急处理流程图

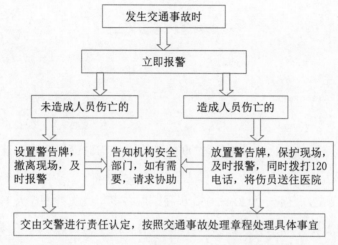

图 10-6

参考文献

［1］刘言祎，阎红.我国老年长期照护的困境与对策研究［J］.医学与法学，2021，13（2）.

［2］张良文，方亚.2020—2050年我国城乡老年人失能规模及其照护成本的预测研究［J］.中国卫生统计，2021，38（1）.

［3］王晓君，许阳，周媛媛，等.中国社区老年人跌倒发生率的Meta分析［J］.循证护理，2020，6（11）.

［4］陈荔萍，王健.老年人跌倒风险评估工具研究进展［J］.中华全科医师杂志，2020，19（10）.

［5］张丹丹，奚桓，齐海梅，等.老年人内在能力下降与跌倒的相关性研究［J］.中华老年医学杂志，2020，39（10）.

［6］周中苏，刘复林，唐广良.老年安全护理与风险防范［M］.北京：科学技术文献出版社，2018.

［7］高丽萍，霍春暖，瓮长水，等.脑卒中吞咽障碍患者的早期康复护理［J］.中华护理杂志，2003，38（5）.

［8］中国吞咽障碍康复评估与治疗专家共识组.中国吞咽障碍评估与治疗专家共识（2017年版）第一部分　评估篇［J］.中华物理医学与康复杂志，2017，39（12）.

［9］中国老年医学会营养与食品安全分会，中国循证医学中心，《中国循证医学杂志》编辑委员会，等.老年吞咽障碍患者家庭营养管理中国专家共识

（2018版）[J].中国循证医学杂志，2018，18（6）.

［10］中国吞咽障碍膳食营养管理专家共识组.吞咽障碍膳食营养管理中国专家共识（2019版）[J].中华物理医学与康复杂志，2019，41（12）.

［11］中国康复医学会康复护理专业委员会.吞咽障碍康复护理专家共识[J].护理学杂志，2021，36（15）.

［12］程志让，张志俊.境遇性排尿障碍的临床表现与治疗——关于其命名和归类的思考[J].中国神经精神疾病杂志，2009，35（2）.

［13］中国康复医学会康复护理专业委员会.神经源性膀胱护理实践指南（2017年版）[J].护理学杂志，2017，32（24）.

［14］廖利民.神经源性膀胱的治疗现状和进展[J].中国康复医学杂志，2011，26（3）.

［15］戴滔，来永庆.脑血管意外后排尿功能障碍的研究进展[J].交通医学，2002，16（3）.

［16］于普林，李增金，郑宏，等.老年人便秘流行病学特点的初步分析[J].中华老年医学杂志，2001，20（2）.

［17］中国康复医学会康复护理专业委员会.神经源性膀胱护理指南（2011年版）（一）[J].中华护理杂志，2011，46（1）.

［18］中国康复医学会康复护理专业委员会.神经源性膀胱护理指南（2011年版）（二）[J].中华护理杂志，2011，46（2）.

［19］那彦群，孙光.中国泌尿外科疾病诊断治疗指南（2009版）[M].北京：人民卫生出版社，2009.

［20］中华医学会妇产科学分会妇科盆底学组.女性压力性尿失禁诊断和治疗指南（2017）[J].中华妇产科杂志，2017，52（5）.

［21］沈峰，王惠芳，诸澄.盆底肌电生物反馈联合奥昔布宁治疗脊髓损伤痉挛性膀胱的疗效观察[J].中国康复医学杂志，2014，29（7）.

［22］龙雨阳，杜春萍，张建梅，等.神经源性膀胱症状评分表的汉化及信效度检验[J].护理研究，2021，35（19）.

［23］盛国滨，苏航，刘长燕，等 . 老年膀胱过度活动症病人的治疗策略：2017 版加拿大指南解读［J］. 实用老年医学，2019，33（1）.

［24］鲍雨婷，郑嘉祺，徐薇薇，等 . 皮肤状况评估工具的汉化及信效度检验［J］. 中华现代护理杂志，2017，23（12）.

［25］高轶，廖利民 . 神经源性膀胱过度活动症的研究进展［J］. 中国康复理论与实践，2015，21（2）.

［26］颜文，王淑琼，薛琴，等 . 应用 Morisky 服药依从性量表调查中存在的问题及对策［J］. 护理研究，2015，29（7）.

［27］刘连启，唐济生 . 老年人的睡眠行为流行病学调查［J］. 中国行为医学科学，2002，11（3）.

［28］钱慧忠，陈树林，王义强，等 . 老年人睡眠质量及影响因素调查［J］. 健康心理学杂志，2000，8（1）.

［29］杨东，冯永平，赵玉 . 老年人的睡眠和睡眠障碍［J］. 中国老年医学杂志，2000，20（1）.

［30］中华人民共和国民政部 . 落实"十四五"规划　破解养老服务难题［EB/OL］.（2021-03-26）［2021-10-29］. https://www.mca.gov.cn/article/xw/mtbd/202103/20210300032796.shtml.

［31］Word Health Organization. WHO global report on falls prevention in older age［EB/OL］.（2008-03-17）［2022-11-29］. https://www.who.int/publications/i/item/9789241563536.

［32］LANDERS, M. R., OSCAR, S., SASAOKA, J., et al. Balance confidence and fear of falling avoidance behavior are most predictive of falling in older adults：Prospective analysis［J］. Physical Therapy, 2016, 96（4）.

［33］PENG, K., TIAN, M. Y., ANDERSEN, M., et al. Incidence, risk factors and economic burden of fall-related injuries in older Chinese people：a systematic review［J］. Injury Prevention, 2019, 25（1）.

［34］MANNING, K. J., WOLFSON, L. I. Decreasing fall risk：Intensive cognitive training and blood pressure control [J]. Journal of the American Geriatrics Society，2017，65（5）.

[35] Walter，U.，Dressler，D.，Wolters，A.，et al. Overactive bladder in Parkinson's disease: Alteration of brainstem raphedetected by transcranial sonography [J]. European Journal of Neurology，2006，13（12）.

[36] Winge，K.，Fowler，C. J. Bladder dysfunction in Parkinsonism: Mechanisms，prevalence，symptoms，and management [J]. Movement Disorders Official Journal of the Movement Disorder Society，2010，21（6）.

[37] Maggi，S.，Langlois，J. A.，Minicuci，N.，et al. Sleep complaints in community-dwelling older persons prevalence associated facters and reported courses [J]. J AM Geriatr Soc，1998，46（2）.

[38] Ancoli-israel. Sleep problems in older adults: Putting myths to bed [J]. Geriatrics，1997，52（4）.

本书由上海开放大学

"上海养老服务从业人员培训-养老服务系列读本开发出版"项目

资助出版

图书在版编目(CIP)数据

老年安全照护 / 刘书函, 王莉萍主编. —— 上海:
上海教育出版社, 2023.4 (2024.8重印)
(养老照护系列)
ISBN 978-7-5720-1957-9

Ⅰ. ①老… Ⅱ. ①刘… ②王… Ⅲ. ①老年人—
护理学 Ⅳ. ①R473.59

中国国家版本馆CIP数据核字(2023)第062677号

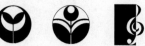

责任编辑　蒋文妍　戴燕玲
封面设计　毛结平

养老照护系列
老年安全照护
刘书函　王莉萍　主编

出版发行　上海教育出版社有限公司
官　　网　www.seph.com.cn
地　　址　上海市闵行区号景路159弄C座
邮　　编　201101
印　　刷　上海龙腾印务有限公司
开　　本　700×1000　1/16　印张 10.75
字　　数　163 千字
版　　次　2023年4月第1版
印　　次　2024年8月第2次印刷
书　　号　ISBN 978-7-5720-1957-9/G·1759
定　　价　49.00 元

如发现质量问题，读者可向本社调换　电话：021-64373213